妈妈是最好的医生

宝宝生病了这样护理

BAOBAO SHENGBINGLE
ZHEYANG HULI

汪永坚/编著

浙江出版联合集团
浙江科学技术出版社

图书在版编目（CIP）数据

宝宝生病了这样护理 / 汪永坚编著. —杭州：浙
江科学技术出版社，2015.5
（妈妈是最好的医生）
ISBN 978-7-5341-6587-0

Ⅰ.①宝…　Ⅱ.①汪…　Ⅲ.①婴幼儿—护理—基本知
识　Ⅳ.①R174

中国版本图书馆CIP数据核字(2015)第070976号

书　　名　妈妈是最好的医生：宝宝生病了这样护理
编　　著　汪永坚

出版发行　浙江科学技术出版社
　　　　　杭州市体育场路347号　邮政编码：310006
　　　　　联系电话：0571-85176040
　　　　　E-mail:zkpress@zkpress.com
排　　版　北京明信弘德文化发展有限公司
印　　刷　北京世纪雨田印刷有限公司
经　　销　全国各地新华书店

开　　本　710×1000　1/16　　印　张　18.25
字　　数　234 000
版　　次　2015年5月第1版　2015年5月第1次印刷
书　　号　ISBN 978-7-5341-6587-0　定　价　28.00元

责任编辑　王　群　王巧玲　　　　　责任印务　徐忠雷
责任校对　刘　丹　梁　峥　　　　　责任美编　金　晖

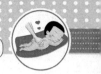

前 言

　　宝宝的健康时时刻刻牵动着妈妈的心。做妈妈的都有这样的体会：从宝宝呱呱落地的那一刻起，各种关于宝宝如何护理的问题便接踵而至。如：有些年轻父母由于缺乏婴幼儿护理方面的经验，常常被宝宝生长发育期一些特殊的生理现象所困扰，又因不懂护理知识和小儿疾病方面的常识，有时会危害宝宝的健康；有些父母养育孩子的观点是孩子吃得越多，营养就越多，发育就越好，殊不知许多成人肥胖就是由幼儿肥胖发展起来的……每当宝宝生病的时候，妈妈总是非常焦急，同时也责备自己没有做到位，才让宝宝患上疾病，忍受病痛的折磨。

　　为了帮助广大年轻父母走出育儿误区，更好地接受科学、现代的育儿理念，并在实际生活中有效地科学育儿，从现在开始，请跟随我们一起翻开《妈妈是最好的医生：宝宝生病了这样护理》这本书，相信通过对本书的学习，你一定可以成为称职的好妈妈。

　　本书从婴幼儿以及四季的角度，详细讲述了怎样护理宝宝不生病、宝宝生病了怎么护理的常识，包括怎么预防让宝宝少生病、宝宝生病了怎么诊断、如何培养宝宝良好的生活习惯、如何走出护理宝宝的误区等，内容涉及宝宝的穿衣、饮食、起居、生活宜忌、运动、经穴按摩等多个方面。如果能够具备应对宝宝各种护理问题的基础知识，在宝宝不适或生病时，就不至于惊慌失措了，更能确保宝宝健康、安全地成长。此外，本书还从亚健康以及疾病的角度，针对每一种病情，分别介绍了病因、症状、危害、食疗、经络调养、避误区等方面的知识。熟读此书，定会让你成为孩子的护理达人。

本书版式优美，图文并茂，一看就懂，一学就会，拥有本书，就相当于把专业的婴幼儿护理专家带回家。

总之，衷心希望本书能助你养育出一个健康聪慧、活泼可爱的宝宝！

编　者

目 录

第二章

婴幼儿，宝宝护理从小开始

第三章

春养生，衣食住行做足春季护理

第四章

夏养长，衣食住行一个不能少

第五章

秋养收，衣食住行缺一不可

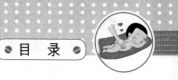

第六章

冬养藏，衣食住行帮你大忙

第七章

孩子亚健康，先找原因后护理

第八章

宝宝生病了，正确护理好得快

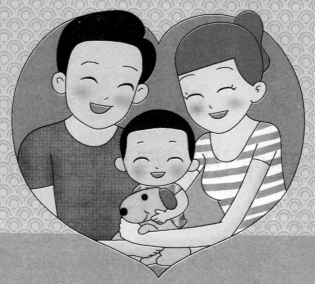

妈妈是最好的医生：宝宝生病了这样护理

第一章

护理常识，妈妈做到先知道

作为一位母亲，总希望能将自己的宝宝照顾得更好一点儿，让宝宝更加健康快乐地成长。那么，妈妈如何才能做到这一点呢？很显然，了解并掌握护理宝宝的常识是第一步。本章将带领妈妈们学习如何预防宝宝生病，如何为宝宝诊断疾病，习惯对于宝宝的重要性以及照顾宝宝的一些宜忌。

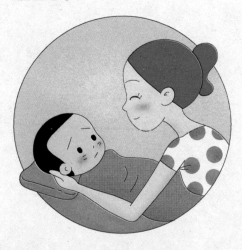

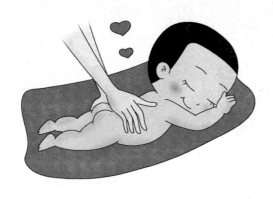

预防：孩子少生病，妈妈要帮着"防"

诊断：宝宝患病，细心妈妈看出来

习惯：习惯好，身体好；习惯差，疾病多

误区：照顾宝宝，妈妈要远离这些误区

预防：孩子少生病，
妈妈要帮着"防"

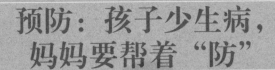

想要孩子少生病、不生病，预防永远重于治疗，将病菌扼杀在摇篮里，不让它们对宝宝的健康造成威胁，是每一位称职妈妈必须做的功课。

宝宝要防"吐"，吐奶是孩子无声的抗议

宝宝是全家人的挚爱，都希望他健康快乐地成长，但是很多时候，经常会发生一些我们根本看不到甚至想不到的事情。例如，宝宝总是吐奶。

吐奶是因为胃中的食物被强而有力地排出，而且量较大。通常，轻微吐奶并没有太大的问题，也不需要采取特别的治疗方法。但小宝宝生病、感冒时，吐奶就会比较严重，而且如果宝宝出现了比较严重的喷射性吐奶，有时奶液还会顺着鼻腔流出来，这就需要及时带宝宝到医院检查了。可是，妈妈都有这样的疑惑："宝宝为什么会吐奶呢？"

其实，导致宝宝吐奶的原因有很多。第一，宝宝的消化道引起的吐奶。婴幼儿食管肌肉的张力很低，且容易产生扩张，蠕动速度慢，很容易造成食物淤积。第二，宝宝的生理特点引起的吐奶。宝宝的胃并非和成人一样垂向下方，而是呈水平位置。再加上胃的容量小，所能存放的食物少。第三，妈妈的喂养方式不当，让宝宝的腹中吸入空气。

可是，面对宝宝无声的"抗议"，妈妈应如何改善，防止宝宝吐奶呢？

第1招：拍嗝

当宝宝喝完奶的时候，奶多半在胃部下方沉积，上部是空气，如此就会对胃部造成很大的压力，进而出现吐奶、呕吐的现象。所以，妈妈应及时帮宝宝拍嗝，让空气排出体外。只要减小了胃里的压力，自然就可以减轻吐奶的症状。

第2招：体位疗法

如果妈妈认为拍嗝有困难，那么就将宝宝直立抱起，让他在你的肩膀上趴30分钟，之后让宝宝右侧躺下，将枕头垫高，这样可以有效地增加胃部排空速度。

第3招：饮食疗法

妈妈可以适当地增加喂奶的次数，减少单次的喂奶量，做到少食多餐。喂奶之后多抱一会儿宝宝，不要着急将宝宝放在床上，这样有助于减轻返流。另外要注意的是，调得太稠的奶很容易引起腹泻或者肠胃阻塞。

第4招：药物治疗

如果吐奶、溢奶严重，可以让医生开一些药物进行改善。不过，最好不要选择药物治疗。

以上几种预防宝宝吐奶的方法简单、方便，但是，如果吐奶得到缓解后，宝宝还有精神不振、无法入睡、发热、情绪不安、肚子胀等现象，就很有可能是生病了，应及时到医院就诊。

宝宝要防"火"，不上火自然少生病

在照顾宝宝的过程中，妈妈应提高防"火"意识，发现"火苗"，及时将其扑灭。这里所说的"火"，指的就是宝宝容易上的内火。人们常说："小孩子就怕有火，有火就会生病。"儿童属于"纯阳之体"，生命力比较旺盛，新陈代谢很快，生长发育迅速，很容易阴阳失衡，阳盛火旺就是"上火"的现象。而"上火"现象不但在比较干燥的秋冬季节容易发生，而且每当到了换季或炎热的夏季也是宝宝"上火"的高峰期，所以，这几个时间段，父母一定要为宝宝做好防"火"准备。

那么，怎么知道宝宝上火了呢？妈妈们不妨在为宝宝洗澡或者哄宝宝睡觉的时候，注意观察宝宝以下几个方面。

1.肛门

在正常情况下，宝宝的肛门是粉红色的。如果宝宝的肠内有热，那么肛门就会呈现红色，颜色越深，就意味着体内火越大。这个时候，妈妈可以多给宝宝吃一些能帮助去火的蔬菜或者水果，比如，西红柿、白菜心、甘蔗汁等。另外，如果妈妈用梨丝、白萝卜丝以及藕丝滴上蜂蜜，挤出汁来给宝宝吃，其去火的效果也是不错的。

2.眼角

倘若宝宝的眼角出现眼眵（俗称眼屎），那么就意味着宝宝有

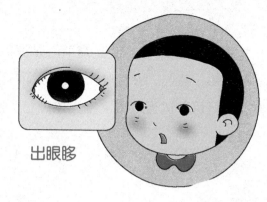

出眼眵

肝火了，其症状主要表现为脾气暴躁、不听话。这个时候，妈妈可以让宝宝拿着生的嫩芹菜蘸着花生酱与白糖吃，也可以榨一些芹菜汁，煮成粥，给宝宝喝。

3.舌头

如果宝宝的舌头、舌边发红，那么就说明宝宝有心火了，其症状主要表现为白天容易口渴，晚上睡不安稳，总是爱折腾。这个时候，妈妈可以给宝宝做一些祛心火的食物，比如，将茭白与茄子放在一起素炒。如果是在夏季，妈妈可以买点新鲜的莲子让宝宝吃，也能达到祛心火的效果。

4.嘴角

若宝宝的嘴角经常出现"白茬儿"，则是由于口干所致，这说明宝宝有了脾火。这个时候，妈妈可以买一些柿饼，将柿饼上的柿霜冲水给宝宝喝；也可以买一些杨桃给宝宝吃，都能达到祛脾火的目的。

5.大便

如果宝宝大便困难，并且大便不是软黄便，而且还有口臭，那就说明宝宝有胃火了。这个时候，妈妈最好让宝宝空空胃，少让宝宝吃东西，适当地给宝宝喝点绿豆粥、小米粥、百合粥，用荸荠煮水或者榨汁，都可以帮助宝宝除去胃火。

6.手心

在正常情况下，宝宝的手心是凉凉的、潮潮的。如果宝宝的手心干热干热的，并且晚上出汗，那就说明宝宝有虚火了。这个时候，妈妈可以适当地给宝宝搓搓脚心，便能使宝宝的症状得到很好的缓解。

 孩子要防"蔫"，及早发现生病信号

如果宝宝精神萎靡，不喜欢说话，也不想动，看起来十分"蔫"，或者会莫名地烦躁、发脾气、耍赖等，那爸爸妈妈一定要注意了，这可能是宝宝生病的先兆哦。

因此，专家认为，宝宝年龄比较小，不善于表达，家长可以将宝宝"发蔫"作为判断宝宝生病的标准之一。当宝宝出现发蔫的症状时，家长应让宝宝多喝水，让宝宝多注意休息，那么就极有可能会转危为安，或者减轻症状。当然了，如果宝宝的病情比较严重，那么家长就应及时带宝宝去医院就医。

 宝宝要防"旱"，水是最好的"医药"

很多人都说"宝宝都是水灵灵的，惹人怜爱"。的确如此，宝宝身体中所含的水分要比成人多，大约75%均为水。而且宝宝的体积总量比较小，如果缺水的话，那么所占的百分比就不会小。所以，在通常情况下，缺水是导致宝宝生病的一个很重要的原因。因此，家长要做好宝宝的防"旱"工作，及时让宝宝喝水。

一般来说，在早晨起床之后，家长应让宝宝喝一些温水，吃点稀粥之类的东西；上午可以让宝宝适当地吃点水果；如果宝宝出去玩耍，家长应随身带着水，最好是每隔半小时就让宝宝喝一次；在晚上睡觉前1个小时，妈妈可以让宝宝适量地喝点水，这样有利于将下焦的"毒素"排出去。不过，一定要控制好量，因为宝宝的膀胱比较小，如果喝水太多的话，那么就不容易安睡了。

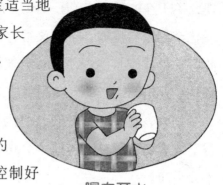

喝白开水

另外，家长应从小教育孩子，不要等到口渴了再去喝水，培养宝宝养成自觉喝水的好习惯。只有身体中有了充足的水分，才能正常地运转，才不会轻易地生病。

宝宝要防"脏"，爱干净的孩子更健康

在日常生活中，注意讲究卫生不仅可以预防疾病，而且也是维持人体健康的必要条件。对于宝宝而言，应干干净净地度过每一天，所以父母要有意识地让宝宝养成下面这些良好的生活习惯。

1.勤洗习惯要养成

所谓"勤洗"，指的就是勤洗头、勤洗脸、勤洗脚、勤洗手、勤洗澡和勤理发、勤剪指甲等，尤其是人的双手，每天都接触各种不同的物品，手指上的细菌要比身体其他部位多得多。根据调查研究发

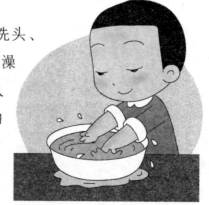

现，不干净的手上有4万～40万个细菌，1克重的指甲污垢中则藏了38亿个细菌与虫卵。宝宝又很好动，所以，手上的细菌会更多。因此，父母就应有意识地培养宝宝，使宝宝养成勤洗手的好习惯，特别是在外出归来、便后和用餐进食之前。

另外，在洗手的时候，妈妈要注意给宝宝使用一些宝宝专用的香皂或者洗手液，这样就不会伤害到宝宝娇嫩的皮肤，而且还洗得十分干净。

2.定期整理与清洗背包

背包是每天陪伴在宝宝左右的东西，应定期清洗，才能及时地将细菌除去，大大降低宝宝生病的概率。与此同时，背包的整洁也关系到个人的卫生面貌，宝宝拥有一个干净的背包，也助于他们拥有一份好心情。所以，宝宝的背包最好是每个月刷洗一次。

3.保护牙齿健康

为了保护牙齿的健康，宝宝除了要养成早晚刷牙的习惯之外，每天吃饭之后也应注意漱口。在睡觉之前，宝宝不应吃糖果、饼干等热量比较高的食物。另外，宝宝也不要长时间地使用同一种药物牙膏。因为药物牙膏虽然对口腔内的某些细菌存在着一定的抑制作用，但是，使用时间长了，口腔内的细菌就会逐渐适应，产生抗药性。所以，在日常生活中，妈妈应定期为宝宝更换牙膏，而牙刷则至少每3个月更换一次。

4.不吃不干净的食物

宝宝在吃东西时，很容易将食物掉到地上。如果食物已经掉到地上，那么就不要捡起来再吃了，因为吃不干净的东西容易让人生病。另外，在吃水果蔬菜的时候，要注意洗干净，削皮再吃。有的宝宝在吃瓜果时，只是冲一遍便开始狼吞虎咽了，这样并没有去除瓜果表面的农药或灰尘。正确的方法是用刷子将瓜果刷洗干净，然

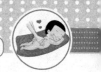

后再冲洗几遍，最后擦拭干净水分食用。

5.不要用卫生纸擦拭餐具

医学检测证明，用卫生纸消毒根本就不过关，即便是最好的卫生纸也有很多的瑕疵。用卫生纸擦拭碗筷并不能达到清洁的效果。

6.讲究用餐卫生

用餐之前，餐桌要用抹布擦拭干净。和他人一起吃饭时，应给宝宝准备专用的筷、勺等餐具，因为宝宝自身的抵抗能力比较低，通过公共餐具的传播，细菌很有可能侵入宝宝的身体，作为父母，一定要做到万无一失。

诊断：宝宝患病，细心妈妈看出来

好妈妈不仅是好老师，有时候更是好医生。见微知著，从宝宝的每一个小细节中看到疾病的危险信号，这样才能让宝宝健康茁壮地成长。

 ## 便诊：教你看懂宝宝的大小便

吃、喝、拉、撒、睡，构成了小宝宝的日常生活。除了吃和睡，最能够反映小宝宝健康状况的就是大小便。所以，学会观察宝宝的大小便，读懂宝宝的大小便，是新妈妈必须学会的招数之一。

在宝宝刚出生住院期间，每天都会有护士前来询问宝宝大小便情况，尤其是小便，如果每天少于6次，就会告诉你给宝宝多喝水或者喂奶。出院回到家之后，也需要每天观察宝宝的大小便。倘若宝宝的小便次数比较少，而且尿液发黄，颜色较深，这就证明宝宝喝水不够或是喂奶次数少。只要水分充足，尿液的颜色就会变淡了。

母乳喂养的宝宝，大便通常会稀且软一些，这

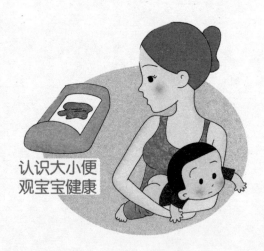

认识大小便
观宝宝健康

主要是因为未满12个月的宝宝肠的蠕动速度快，大便中的水分吸收少，所以，这是正常的现象。但有时，大便有些是黄色，有些是绿色，而且经常夹杂着一些白色的混合物，还会出现少许黏液之类的东西。对于这种情况，一些新妈妈认为这些黏糊糊的东西是腹泻引起的，而绿色的大便是消化不良。其实，这是不正确的。在此，有必要提醒新妈妈们，这多数是正常的，不要过于担心，也不必吃任何药物。

一般来说，人工喂养的宝宝，大便多呈浅黄色稠糊状或成形，所以通常人工喂养的宝宝需要多喝水，2个月以上的宝宝可以适当地喂一些水果水。如果宝宝大便的臭味很重，有可能是因为蛋白质的消化不好。大便中有奶瓣，是因为没有消化完全的脂肪与钙或镁化合而造成的。不同品牌的配方奶或同品牌不同配方的奶粉，因为成分的差别，也会对宝宝的大便产生影响。

舌诊：学会看宝宝舌质、舌苔

舌头与内脏之间的关系是十分密切的，当内脏发生病变的时候，会从舌质、舌苔等方面表现出来，因此，妈妈们想要了解宝宝的健康情况，不妨从观舌的变化下手。

1.舌质不同，健康不同

所谓"舌质"，指的就是舌的肌肉脉络组织，也就是舌体。如果宝宝身体健康，那么其舌质就应是大小合适、淡红润泽、十分柔软、伸缩活动自如、口齿清楚的，而且舌面有薄苔，这薄苔是干湿适中的，嘴里没有任何的气味。

但是，如果宝宝的身体健康出现了问题，那么宝宝的舌质就会发生相应的变化。倘若舌质偏淡的话，那么就意味着宝宝极有可能有贫血、气血两亏的问题；倘若舌质发紫、发暗的话，那么就意味着宝宝的体内有寒，并且伴随有经络淤堵的症状；倘若舌质发红的话，那么就意味着宝宝的体内有热；倘若舌质的颜色是正常的，但是舌尖却发红，那么就意味着宝宝的心火比较旺盛；倘若舌边发红，那么就意味着宝宝的肝火比较旺盛；倘若舌边有牙齿印，那么就意味着宝宝的身体比较虚，并且脾胃消化功能也比较弱。

2.舌质异常，宝宝身体有问题

正常宝宝的舌苔是薄白而滋润的，如果宝宝的舌苔与舌质发生异常，比如，舌苔发黄而舌质发红、舌苔厚且白腻等，那么，家长一定要注意宝宝的身体健康情况了。

（1）舌苔黄而舌质红

专家认为，宝宝之所以会舌苔黄而舌质红，主要是体内有热所致。然而，单纯的体内有热的情况并不常见，大部分都属于寒中带热或者虚中带热的情况，因此，比较常见的黄苔的舌质大多是不发红的，是正常的或者偏白一点儿，抑或仅仅是舌边发红的虚热。

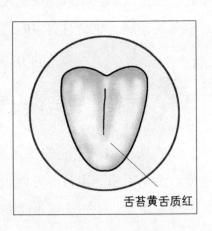

舌苔黄舌质红

这个时候，妈妈完全可以通过按摩等方法，帮助宝宝使内热散去，不需要用任何的消炎药，也不能用清热解毒或者泻火的药物。因为尽管那些药能以很快的速度消掉宝宝体内的火，但是同时也使宝宝体内的寒加重了，而采用疏通经络的按摩疗法则不会有这样的副作用。如果在消火的同时，妈妈再注意日常的护理，比如，配合食疗来驱寒，那么，宝宝的病就可以迅速地痊愈，并且还能够很好地避免反弹。

当然了，在看舌苔与舌质的时候，妈妈还需要特别注意一些"假象"，不要在宝宝刚吃过或者喝过东西之后看，否则一定不会准的。因为如果刚刚喝过热水或者吃过一些辛辣等刺激性食物，那么宝宝的舌质就会变红；如果刚刚喝过牛奶，那么宝宝的舌苔就会是白色的；如果刚刚吃了橘子，那么宝宝的舌苔就会变成黄色；如果宝宝吃了巧克力等其他带有颜色的东西，那么，宝宝的舌苔都会发生相应的改变。因此，应该在宝宝进食至少30分钟之后再看舌苔，而且一天之中可以多看几次，这样才不会出现错误。

（2）舌苔厚且白腻

中医学认为，舌苔的变化与人的消化系统功能有着密切的联系。如果宝宝的小舌头上有一层非常厚的舌苔，并且颜色发黄白色，不容易刮去，并且口中还发出一种又酸又臭的气味，那么就说明宝宝的胃肠功能出问题了，消化系统紊乱了。

这个时候，妈妈在安排宝宝的饮食方面，就需要注意以清淡食物为主，并且让宝宝吃点粗纤维的食物。与此同时，妈妈也可以为宝宝做些帮助消化的按摩。

（3）舌上光滑无苔

我们的舌头上本来是有苔的，如果局部或者全部消失，在医学上叫作剥落苔，按照传统医学，属于阴虚。这主要是由于舌黏膜上乳头萎缩所致。倘若苔全部脱落，那么，就意味着胃阴枯竭，大伤胃气。倘若舌苔部分剥落，并且剥落的地方光滑无苔，那么就意味着胃的气阴两伤。倘若舌

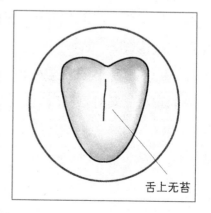

舌上无苔

苔剥落的地方并不光滑，存在着好像新生颗粒的东西，那么就意味着宝宝血气不连续。倘若舌苔大部分脱落，仅仅剩下一小块，那么就是胃气阴亏损之症。除此之外，舌苔从有到无，则意味着胃的气阴不足，正气逐渐衰弱；倘若舌苔从无而慢慢变薄白苔，则意味着病情有所好转。

（4）地图舌

如果宝宝的舌苔出现了剥脱，并且是不均匀的剥脱，就好像地图一样，那么，就说明宝宝出现了地图舌。

专家认为，地图舌常见于4～5岁的孩子中，主要是由于宝宝胃肠功能虚弱，消化功能紊乱，或宝宝患病时间长，导致体内气阴两伤。患有地图舌的宝宝主要表现为：喜欢挑食、偏食，爱喝冷饮，睡觉时乱踢被子，翻来复去，容易惊醒。年龄较小的宝宝容易哭闹、面色萎黄、潮热多汗、身体消瘦、畏寒怕冷、手心发热等。

如果你的宝宝有了地图舌，那么，你就要在饮食与护理等方面多加注意。地图舌的出现与宝宝的营养状态有着很大的关系，很多时候都是维生素、微量元素缺乏所致。这个时候，宝宝应该多吃一些新鲜的蔬菜、水果以及富含蛋白质的食物，如鱼、肉、蛋、豆等。

当然了，如果你的宝宝的地图舌是其他原因所致，那么你就应该对症下药，采取相应的措施。如果你不能确定，也可以带宝宝到医院做检查。

总而言之，当宝宝的舌头出现异常的时候，家长一定要给予足够的重视，及时到医院就诊，不可耽误了治病的时机。

手诊：疾病有没有，看手早知道

通过观察手掌来诊断疾病，属于一种简便易行的诊断方法。从宝宝的手掌特征中，就可以知道宝宝身体健康的状况。

1.观察三个部位，判断宝宝是否缺钙

（1）无名指的长度

在正常情况下，无名指的长度应当到中指第一指节的一半处。如果无名指太长的话，那么就意味着宝宝钙质代谢异常，也就是缺钙了。这个时候，宝宝骨骼与牙齿的发育都会受到严重的影响。

（2）第二指节的长度

如果宝宝第二指节非常明显地比第三指节长，那么就意味着宝宝缺钙了。这个时候，妈妈应及时给宝宝补钙。

（3）生命线的近手腕处

如果宝宝生命线的近手腕处是细碎散乱的，并且形成了伞形样纹，那么就意味着宝宝体内的钙吸收得不平衡。这个时候，妈妈应及时给宝宝补钙。

2.掌色黄白、青筋横穿，宝宝肠胃差

专家认为，宝宝正常的掌纹颜色应当为红黄相间，隐隐现于皮肤当中。如果宝宝生病了，那么其掌纹的颜色、部位以及浮沉都会发生相应的变化。

如果宝宝手比较柔弱，掌色黄白，手中的三大主线比较浅，掌部有不少细碎的小纹，手腕部有青筋暴露，那么就意味着宝宝的肠胃功能比较弱，稍有不慎就会引发各种消化道类疾病，对宝宝正常的生长发育产生不良的影响。

在日常生活中，妈妈要特别注意宝宝的饮食情况，让宝宝科学饮食，健康成长。另外，妈妈也可以通过按摩等绿色疗法来使宝宝的肠胃变得强壮起来。

3.指腹扁平、指尖细，宝宝寒湿重

中医学认为，通过观察宝宝的小手，就能得知宝宝的健康状况。与大人一样，如果宝宝的手指指腹扁平、薄弱或者指尖细细的，那么就意味着宝宝身体中气血不足以及寒湿重；倘若宝宝手指的指腹比较饱满、肉多，具有弹性，那么就意味着宝宝的身体非常健康，气血也十分充足。

4.小手冰凉，宝宝气血不足寒湿重

家长在为宝宝诊断疾病的时候，除了可以观察之外，还可以摸一摸宝宝小手的温度。宝宝属于纯阳之体，不管在什么季节，宝宝的手脚都应当是温暖的。倘若你家宝宝的小手小脚总是冷冰冰的，那么就意味着宝宝身体内气血不足，寒湿比较重。

如果宝宝身体内寒气比较重，就非常容易造成经络阻塞，极有可能会引起内热。其症状主要表现为宝宝的手心、脚心发热，舌质偏红，口干舌燥，必须吃寒凉的食物才会感觉舒服。

这个时候，家长要给予足够的重视，及时地采取正确的方法进行医治。否则，很可能会对宝宝的身体发育造成严重的影响。

习惯：习惯好，身体好；习惯差，疾病多

好的习惯能够帮宝宝养成健康的生活方式，饭前便后洗手、不吃太多零食，这些需要孩子注意的小细节并非是家长一朝一夕的督促就能养成的，而是要在生活中将这些常识变成潜移默化的行为惯例，根植在宝宝的脑海中。

宝宝不吃饭，妈妈别满屋子追着喂

在现实生活中，有不少妈妈一到吃饭的时间，就端着碗，满屋子追着喂宝宝，强迫宝宝吃饭。然而，妈妈越逼着宝宝吃饭，宝宝越不想吃，这让妈妈十分焦急。

其实，真正不吃饭的宝宝非常少，大多数情况是宝宝不能吃到妈妈理想的饭量。对待这种"不吃饭"的宝宝，妈妈需要先弄清楚宝宝吃多少才是适量。如果宝宝每天只能吃半碗饭，但体重能够保持平均每天增长5克，那就说明半碗饭就是宝宝的合适饭量。

当然了，到了夏季，天气比较炎热，宝宝可能吃不下去饭，体重自然也会随之减轻，这属于正常现象。即便宝宝真的因为不好好

吃饭导致身体增长速度减缓，妈妈也不要满屋子追着宝宝喂饭，而应该多在宝宝的食物上下工夫，比如，变着花样做饭，将食物打扮得"花枝招展"，弄一些丰富的色彩以及动物造型等，这都可以勾起宝宝的好奇心，从而大大增加宝宝的食欲。

吃不专，宝宝不可边玩边吃饭

宝宝之所以会养成边吃边玩的坏习惯，是由父母在宝宝不饿时却想尽办法让他吃东西所致。有些父母甚至为了不让宝宝离开餐桌，就把宝宝爱玩的玩具放到餐桌上，但这不仅没有让宝宝好好吃饭，反而适得其反，让宝宝无法区别吃饭和游戏，因此就助长了宝宝边吃边玩的习惯。

所以，为了让宝宝吃饭更专心一点，家长应限定宝宝用餐的地方，并且让宝宝坐在固定的位置上，要让宝宝养成专心用餐的好习惯。另外，在吃饭之前，最好不要让宝宝吃零食，这样才能避免宝宝因为感觉不到饥饿而不安心吃饭。

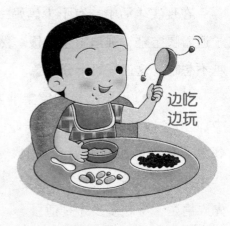

边吃边玩

除此之外，家长也不能忽略宝宝边吃饭边看电视的习惯。有的家长为了让宝宝多吃饭，便打开电视并找到能吸引宝宝注意力的精彩节目，然后趁宝宝看电视时，将食物放进宝宝嘴中。宝宝一心二用，不利于消化吸收。所以，家长应在用餐时间关掉电视，让宝宝专注地吃饭。

"洋快餐"，宝宝不宜经常吃、天天吃

　　在现实生活中，很多宝宝都特别喜欢"洋快餐"，什么"肯德基"、"麦当劳"等，频繁地出入快餐店，甚至天天去吃。

　　说到快餐原料，很多人都想到了牛肉、生菜、面包以及土豆等。其实，快餐的原料远不止这几种。据统计，尽管麦当劳的巨无霸汉堡表面上仅仅有7种食材，但实际上它一共含有67种原料。营养专家将快餐最为常见的原料列出来后，严肃地指出部分原料极有可能存在问题。

　　最重要的是，快餐几乎都是肉多菜少，非常不适合宝宝食用，很容易导致宝宝营养失调。再加上快餐的含盐量非常高，可以将宝宝上呼吸道的正常菌群杀死，导致宝宝的抗病能力降低，进而引发各类疾病。因此，"洋快餐"不宜经常吃，更不能天天吃。

误区：照顾宝宝，妈妈要远离这些误区

凡事有利有弊、有宜有忌，宝宝健康无小事，日常生活中多关注宝宝的小变化，应对得当，才能给宝宝一个健康的好身体。

 ## 误区1：宝宝一生病就咨询网络医生

在现实生活中，当宝宝遇到一些情况的时候，有些家长总是喜欢咨询网络医生，认为这既简单又方便。但是，相关调查显示，很多健康网站的在线咨询，在运行的过程中存在着不规范的地方。

很多时候，一种病症能够诊断出多种结果。而且，有的健康在线咨询变成了"促销"，让很多家长哭笑不得。更有甚者，某些不良医生或不良人士会给出一些不负责任的答案，如果家长将其建议用在宝宝身上，不仅得不到自己预期的效果，而且还有可能会对宝宝的健康生长发育造成不良的影响。

因此，当宝宝健康遇到问题的时候，作为家长不要一味地去咨询网络医生，最好还是带着宝宝到医院咨询，以免贻误宝宝的治疗时机，甚至伤害宝宝的身体健康。

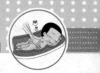

误区2：宝宝病愈后赶紧进补

作为父母，宝宝生病了自然非常着急，就想着在宝宝病愈之后，赶紧给他补一补。于是，在饮食方面，很多父母就给宝宝准备了一些高热量、高蛋白的食物，什么大鱼大肉，可以说是应有尽有。殊不知，这个时候，宝宝的脾胃还没有完全恢复正常，用大鱼大肉进补，反而不利于身体的健康。因此，家长一定要注意，在宝宝病后进补一定要慎重。

正确的做法是，给宝宝准备一些比较清淡的食物。如果父母确实想要给宝宝补补，那么可以向医生求助，让医生根据宝宝的具体情况，给出适合他的滋补品。当然了，如果宝宝能够适当地参加一些体育锻炼，那么肯定会促进胃肠蠕动，增强自身免疫力，恢复健康的。

第二章

婴幼儿，宝宝护理从小开始

众所周知，宝宝护理应从小开始。宝宝日常的穿衣、饮食有什么讲究？宝宝的起居、行为有什么说法？照顾宝宝的宜忌有哪些？这些都是妈妈在照顾婴幼儿的时候，应当弄清楚并且做到的。如果你对此还不甚了解，那么本章内容将给你一个满意的答案。

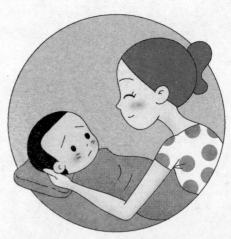

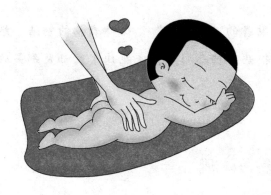

穿衣　　　　饮食

起居

穿 衣

衣物是宝宝最贴身的"小装备"，保持衣物的整洁、纸尿裤的清爽，不仅能把病毒挡在门外，还能让宝宝每天都笑脸常开，开心健壮。

 宝宝穿内裤有学问

在现实生活中，很多妈妈都不知道应该什么时候给宝宝穿内裤。专家认为，在宝宝2~3岁时，妈妈就可以给宝宝穿内裤，这样可以让宝宝尽早养成穿内裤的习惯，因为宝宝穿内裤，可是有很多好处的。

1.防腹部受凉

宝宝的腹部对温度是非常敏感的，稍不留神就可能会受凉。这样一来，宝宝就很容易产生腹痛或者患上感冒，尤其是在天气比较冷的时候，小内裤的保温作用特别突出。总而言之，宝宝穿上内裤之后，可以很好地防止腹部受凉。

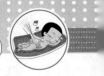

2.对接受如厕训练很有利

专家认为，宝宝穿了内裤，不仅对其独立性的培养以及心智的发育很有利，而且还有利于宝宝接受如厕训练，从而养成规律性如厕的好习惯。这对于宝宝的成长发育相当重要。

3.保护私密处，预防感染

随着宝宝的成长，慢慢地开始喜欢在地上爬来爬去。当天气炎热，宝宝穿衣较少的时候，脏东西非常容易进入宝宝的尿道口，从而诱发急性膀胱炎，甚至还有可能会发展为肾盂肾炎。此外，与裤子相比，小内裤比较柔软，可以很好地减少裤子与宝宝私密处的摩擦，从而使宝宝的肌肤得到更好的保护。

不过，现在市场上小内裤的品种、样式都非常多，令人眼花缭乱，到底哪一种才是最好的呢？妈妈们在为宝宝挑选小内裤的时候，需要注意些什么呢？

1.尽可能选择纯棉的

对于宝宝来说，最好选择纯棉的内裤。因为纯棉的内裤十分柔软，透气性也不错，吸汗，而且穿起来也非常舒服。即便到了夏天，也不用担心不透气。

2.大小要适中

有些妈妈在为宝宝买衣服时，总是喜欢买大一码的，因为在她们看来，这样可以穿得时间更长一些。但是，宝宝的小内裤还是穿大小合适的比较好，因为如果内裤太小，宝宝穿起来会觉得不舒服；而如果内裤太大，那么宝宝在走路的时候肯定不方便。因此，宝宝的内裤以大小合适为宜。

除此之外，妈妈在挑选内裤时，可以选择一些带有宝宝比较喜欢的图案的，这样一来，宝宝就更容易接受小内裤，而且也更乐意穿了。

衣物黑名单，三种保暖衣物影响发育

在寒冷的冬季，很多妈妈都会为宝宝准备各种各样的保暖衣物，但却忽视了那些保暖衣物是否会影响宝宝的成长发育。现在，介绍3种常见的影响宝宝发育的保暖衣物。

1.雪地靴

与普通的童鞋相比，雪地靴的设计有很大的不同，它会对宝宝小脚的发育产生不良的影响。因为雪地靴的内部空间很大，宝宝在走路的时候会有一定的滑动，所以宝宝每走一步，重力都会顺着小脚向四周散开，导致足弓受到一定的冲击。而且，大部分雪地靴的底板均为平平的，不存在一定的弧度，里面的毛十分软，而且大部分是高帮，不能很好地保护踝关节，这种靴子不利于宝宝小脚的生长发育。

在给宝宝购买冬季保暖鞋的时候，家长一定要注意两点：第一，鞋底的软硬应当适中，尽可能不要购买有毛毛底的保暖鞋；第二，不要只顾着看鞋子是否够暖，还应该看看鞋子是不是透气。

2.紧身衣、紧身裤

现在，大部分的宝宝保暖内衣都属于紧身设计的，而且那些面料新颖、附有一些可爱图案的紧身衣、紧身裤，深受宝宝们的喜爱。然而，尽管这类保暖内衣的保暖效果不错，但是不少比较新颖的保暖内衣中，均加入了人造纤维或者化学纤维，通过阻止皮肤和外界热量交换的方式来达到保暖的效果。因此，这类保暖内衣的透气性非常差，对于汗液蒸发很不利，不仅会让宝宝产生憋闷的感觉，而且还很容易引起皮肤瘙痒。另外，含有化学纤维的保暖内衣特别容易发生静电，在皮肤四周生成很多阳离子，导致皮肤变得十分干燥。因此，宝宝长时间穿这类保暖内衣，就极有可能会发生皮肤过敏。除此之外，专家认为，如果衣服太紧的话，会对宝宝的身体发育产生不良影响，影响宝宝手脚和胸部肌肉的发育。

家长在给宝宝选择保暖的衣服时，其重点应放在面料上，以纯绵面料衣服为佳，因为这种衣服通常保暖性都比较好。在平常的时候，家长应尽可能地让宝宝穿一些比较宽松并且透气的衣服，尽可能地选择那些不仅保暖而且轻薄的衣服，这样才不会对宝宝的活动产生影响。

3.手套脚套

在现在的市场上，有不少宝宝衣服都附带有手套、脚套，它们在寒冷的冬天可以很好地保护宝宝的手脚，不让宝宝的小手小脚冻伤。可是，这手套、脚套也有可能对宝宝手脚的发育产生不良的影响。

因此，家长在选购的时候一定要注意一些细节问题。如果手套、脚套太厚的话，那么将会不利于宝宝手指与脚趾的活动；如果手套、脚套太小的话，那么就可能会对宝宝手脚的血液循环产生不良影响，不利于宝宝小手小脚的生长发育。

除此之外，在给宝宝戴手套、脚套的时候，家长应提前检查其中是否有脱落的线头。因为宝宝手指或脚趾在活动时，很容易被里面的线头缠住，这样就会对宝宝局部的血液循环产生不良影响。

 纸尿裤闷热，宝宝私处清洁三步走

宝宝常常会穿纸尿裤，可是由于纸尿裤透气性不佳，宝宝又长期穿，因此难免会产生闷热的感觉，尤其是在天气比较热的时候，这种难受的感觉会更加严重。为此，很多家长几乎每天都会给宝宝洗澡，特别是在宝宝大便后更不会忘了清洗。然而，他们却往往会忽略宝宝私处的清洁。这极可能会让宝宝的私处产生细菌，引发感染。那么，家长应如何为男宝宝与女宝宝做好私处的清洁工作呢？

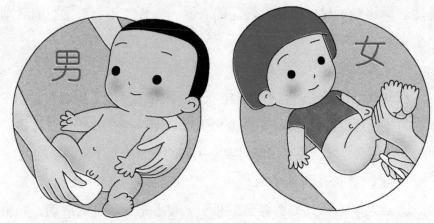

宝宝阴部护理

男宝宝私处清洁三步走

第1步：在男宝宝大便之后，首先要将肛门四周擦拭干净。先将比较柔软的小毛巾用温水蘸湿，然后将男宝宝肛门四周的脏东西擦掉。

第2步：倘若发现粪便将男宝宝的阴茎污染，那么家长可以先尝试着用温热的清水进行冲洗；倘若依旧有污物未被清除干净，那么家长可以用手将男宝宝的阴茎扶直，然后轻轻地对根部与里面比较容易藏污纳垢的地方进行擦拭，但是不能用力过大。家长可以将毛巾叠成一个小方块，然后利用折叠的边缘进行擦拭。

第3步：男宝宝阴囊表皮的皱褶中也是比较容易积聚污垢的地方，家长可以利用手指轻轻地把男宝宝阴囊表皮的皱褶展开之后进行擦拭，等到男宝宝的小鸡鸡完全干了之后，再为他换上比较干净而且透气的尿布。

专家提醒

在男宝宝3岁之前，家长不需要刻意地对其包皮进行清洗，因为这个时候男宝宝的包皮与龟头还生长在一起，翻动男宝宝柔嫩的包皮太早，会对男宝宝的生殖器造成伤害。当家长看见男宝宝的包皮慢慢地和龟头分开的时候，就可以每隔几天，在男宝宝情绪比较稳定时对其清洗一次。在清洗的过程中，家长可以用右手的拇指与食指轻轻将男宝宝的阴茎的中段捏住，朝着宝宝腹壁方向轻轻地向后推包皮，让男宝宝的龟头和冠状沟全部露出来，然后再利用温水进行清洗，最后将包皮回归原位。

女宝宝私处清洁三步走

第1步：在女宝宝大便之后，家长可以利用湿毛巾从前向后将脏东西擦掉；也可以先用温水从前向后进行冲洗，从而将脏东西洗掉。

第2步：等到局部自然干燥之后，家长再为女宝宝换上干净的纸尿裤。家长不要用湿毛巾等东西擦掉女宝宝小阴唇四周的脏东西，尤其是那层白色分泌物，因为那是一层很好的保护膜。倘若将其擦拭掉，那么非常容易导致局部黏膜污染，对于预防尿路感染非常不利。

第3步：很多污垢经常藏在女宝宝大腿根部的夹缝中，家长可以轻轻地将女宝宝的夹缝拨开，然后用温湿的毛巾进行擦拭，等到女宝宝的小屁股晾干之后，再为女宝宝穿上纸尿裤。

专家提醒

在为宝宝清洁私处的时候，家长应当注意用力轻柔，不可用力过猛。而且还要注意周围的温度，不能让宝宝着凉。

给新生儿换衣服有技巧，谨防着凉感冒

众所周知，新生儿刚刚来到这个世界上，他们的身体非常娇嫩，所以，不少家长在给柔软的小宝宝换衣服时常常不知所措，那么，新生儿换衣服有哪些技巧呢？

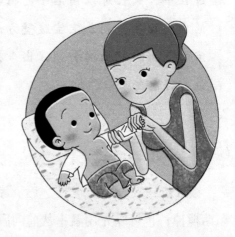

在给新生儿换衣服之前，妈妈应当先将干净的衣服准备好。倘若里外几件衣服需要一块换，那么，妈妈可以先将这些衣服的袖子与裤腿全部套在一起，这样可以减少换衣服的时间，有效地防止宝宝着凉感冒。

妈妈在宝宝的身体下面垫一条浴巾，将套好的干净衣裤展开，平放到一起，然后将袖子弄成圆形，从袖口进去将宝宝的手掏出来，将宝宝的手臂带过来，再将衣袖拉直。接着，妈妈将宝宝的小腿引到连衣裤的裤腿中，然后拉直，最后将带子系好，将衣裤的外形整理好。

倘若妈妈为宝宝换的内衣为套衫，那么在为宝宝穿衣服的时候，应该将套衫收拢成一个圈，然后用双手拇指在衣服领圈的地方撑一下，接着再将宝宝的头套过去，然后将袖口弄得宽一些，轻轻地牵引着宝宝的手臂，使之出来，最后将套衫向下拉平。

通常来说，小婴儿都讨厌换衣服，因为他们不喜欢将自己的身体裸露出来，不喜欢将正穿着舒服的衣服脱下来，所以，在妈妈刚开始为他们换衣服时，他们总是会哭闹。这个时候，妈妈可以用温柔的语气来对宝宝进行安慰，抚平宝宝不安的情绪。

当然了，妈妈也可以在为宝宝换衣服的过程中，利用一些宝宝喜欢的玩具来转移宝宝的注意力。这样一来，妈妈就可以迅速地帮宝宝换好衣服，以防换衣服时间太长，导致宝宝着凉感冒。

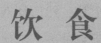

饮 食

吃得好才能长得好，宝宝从出生开始，成长中99%的养分都来源于饮食，所以帮宝宝安排好每天的伙食，是好妈妈们必不可少的重中之重。

判断新生儿的饥饱，巧用四个办法

对于新生儿来说，妈妈的乳汁量大多是足够的。从母亲的乳房观察，若乳房胀满，静脉显露，就说明奶量充足。细心的妈妈可以估测一下自己的乳汁分泌量，如果从分娩后1星期到3个月，每天的泌乳量有600～900毫升，说明已基本能满足婴儿最初3个月的营养需要。那么，怎样判断宝宝是否吃饱了呢？

1.喂奶时观察宝宝吮奶及吞咽的次数

正常婴儿在吮奶多次后吞咽一下，平均吸2～4次咽一口。如果婴儿吮吸的次数比较多而很少有吞咽声，那么就说明妈妈的奶量分泌不足，宝宝没有吃饱。

2.一次喂哺后能安静入睡的时间

正常婴儿吃完奶后有满足感，可以安静入睡3～4小时，醒后精神愉快，这证明1次喂哺的奶量已够了，即宝宝吃饱了。如果喂奶之后，宝宝仍旧咬着奶头不放，不肯入睡，或者睡不到2小时左右即醒来哭闹，就说明宝宝没有吃饱。

3.体重是否正常增长

如果新生儿每月体重能增加500～600克，并且面色红润，哭声响亮，那么就意味着妈妈的奶量可以满足小儿生长发育的需求。如果每月体重增加缓慢，那么就极有可能是宝宝每次都没有吃饱的缘故了。

4.注意大小便状况

在正常情况下，母乳喂养的新生儿，小便每天6~8次，量中等，大便每天3～4次，为黄色稀软便。如果母乳不足，宝宝吃不饱，那么宝宝的粪便颜色就会稍深一些，为绿色稀便或者大便量少。当然了，上述情况也可能是由于喂养不当或其他因素所致。

母乳喂养好处多，九大方面需知道

母乳喂养指母亲用自己的奶水喂养宝宝的方式。相关研究表明，在母乳中，含有蛋白质、脂肪、钙、铁等营养元素，是婴儿在生长期间最好的饮品。不过，母乳喂养的好处还远不止这些。

好处1：母乳喂养有利于产妇恢复身体健康

新妈妈生产之后，身体与精神都发生了变化。如果产后可以采取母乳喂养法，就可以帮助产妇子宫恢复，减少阴道流血，预防产妇在产后出现贫血症，让身体得到最好的恢复。与此同时，还有助于推迟新妈妈的再次妊娠。

母乳喂养

好处2：母乳喂养有利于增强婴儿抵抗力、免疫力

在母乳中，含有大量的婴儿所需的抗生素，抗感染、抗病作用是其他任何乳制品、食物不可具备的，因为这是母乳独有的。因此，婴儿吮吸了母乳，就增强了婴儿的抵抗力、免疫力，让婴儿少生病，甚至不生病。

好处3：母乳喂养有利于婴儿消化和健康发育

母乳的营养均衡，配比最佳，因此，采用母乳喂养法，有助于婴儿的消化，帮助宝宝健康成长。

好处4：母乳喂养有利于增进母子情感

俗话说，母子连心。新妈妈在婴儿吸吮乳头的刺激下，可以增进母亲对婴儿的抚爱、关爱、疼爱之情，婴儿在吸吮乳头的过程中，和母亲产生切肤的温暖，不但有安全感，还会感到高兴。因此，母子之间的情感就在这微妙的接触之中不断递进，不断升华。

好处5：母乳喂养经济实惠

母乳比其他任何喂养方式的成本都要低廉，而且经济实惠。

好处6：母乳喂养方便快捷

母乳不仅经济实惠，而且方便快捷，随吃随有，十分适合婴儿少食多餐的需求。因为婴儿进食与大人不同，婴儿饿了就要吃，吃不到就会哭闹，且没有规律可循，如果使用其他食品喂养，很难满足这样的需求。

好处7：母乳干净、安全

母乳安全、干净，没有任何副作用，这是任何其他食品所不能比拟的，它是天下所有妈妈与生俱来的为婴儿提供的"安全食粮"。

好处8：母乳喂养可降低和减少婴儿过敏现象

母乳喂养可大大降低和减少婴儿的各种过敏现象，倘若是人工

喂养，就难免会产生各种各样的过敏现象，导致婴儿吃不香、睡不安，生活不适，对婴儿的健康成长造成影响。

好处9：母乳喂养可减少女性患卵巢癌、乳腺癌的概率

科学研究发现，将母乳喂养与非母乳喂养的新妈妈进行对比，母乳喂养的新妈妈患有卵巢癌、乳腺癌的概率远远低于非母乳喂养的新妈妈们。

可见，母乳喂养真的是好处多多！因此，在这里需要提醒新妈妈们，不要因为怕肥胖、怕劳累、怕疼痛而放弃母乳喂养，因为这不仅不利于宝宝的健康成长，更会让自己的身体受损。

 ## 哺乳四式，让新妈妈喂养少走弯路

在现实生活中，不少妈妈都认为母乳喂奶不是一件容易的事儿，特别是一些新妈妈，在首次开奶的时候总是会遇到各种各样的阻碍。为了让妈妈喂养少走弯路，帮助妈妈顺利哺乳，下面为妈妈们推荐哺乳四式，以供参考。

半躺式	妈妈在分娩之后的头几天，仍然不能很顺利地坐起来。这个时候，妈妈采用半躺式的姿势给宝宝喂奶是最合适的。妈妈将宝宝横倚在自己的腹部，用枕头将自己的上身垫高，斜靠着进行喂奶。

揽球式

在给双胞胎进行喂奶的时候，或者还有另外一个宝宝想要依偎着妈妈的时候，最适合用这种姿势。妈妈让宝宝躺在自己的臂弯，臀部相对。如果有必要的话，可以用软垫进行支撑。与此同时，妈妈用下臂托着宝宝的背部。妈妈的身子应当稍稍向前倾，让宝宝靠近自己的乳房。在开始喂奶之后，妈妈可以放松身体，并且使身体向后倾。

摇篮式

摇篮式喂乳是大家都非常熟悉的一个姿势。妈妈让宝宝的头部枕着自己的手臂，并使其腹部向内。与此同时，妈妈用手托着宝宝的臀部，以便与宝宝的身体进行接触。妈妈也可以利用软垫或者扶手对手臂进行支撑，这样一来，手臂的肌肉就不会由于抬肩过高而拉得紧绷。妈妈使用这种姿势进行喂乳的时候，可以考虑将双脚垫高，这样对于放松身体很有利，比如将脚放到脚踏上等。

侧卧式

在晚上给宝宝喂乳或者想要放松一下的时候，妈妈可以使用这种喂乳姿势。妈妈与婴儿都侧卧在床上，并且母子腹部相对。这样一来，宝宝的小嘴就会正好对上乳头。妈妈的手臂与肩膀平放到床垫上，用枕头将头部托高。与此同时，妈妈可以用卷起的毛巾或者类似物品给宝宝垫着，让宝宝与自己保持同样的姿势。

一哭就喂，宝宝喂养谨防过犹不及

不少新手妈妈由于缺乏经验，一看到宝宝哭泣，就认为宝宝饿了，便开始给宝宝喂食。宝宝一哭就真的是因为肚子饿吗？

事实并非如此。哭是宝宝的沟通方式，这就像大人日常的口头沟通一样。因为宝宝还不会说话，或者说不清楚，所以，他们只能用

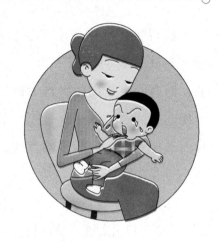

哭声来表达自己的需求。宝宝不仅会在肚子饿了的时候哭泣，在身体不舒服、想睡觉等时候也会哭泣。因此，妈妈不要一听到宝宝哭泣，就赶紧给宝宝喂奶、喂食，这很容易造成喂养过度。

宝宝的身体器官还十分稚嫩，而且活动能力也不是很强，比如，宝宝的消化系统分泌消化酶的活动比较有限，量也不是很多。因此，倘若妈妈喂养过度，那么就会使宝宝消化器官的工作负担加重，从而造成消化吸收不良。

另外，妈妈过度喂养还可能会导致宝宝脑疲劳。为了使更多的食物得以消化，宝宝的消化道必定会扩张，那么宝宝身体中有限的血液与氧气就会从宝宝的头部转移到消化道，宝宝的脑细胞就会出现暂时缺血的现象。因此，宝宝吃得越多，其胃肠就需要越多的血液，那么宝宝大脑的供血量就会越少，对宝宝大脑的危害就会越大。

因此，妈妈不要一听宝宝哭，就给宝宝喂食，一定要弄清楚宝宝哭泣的原因，这样才不会让宝宝的健康与智力受损。

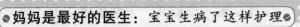

做足四个措施，不会养出"小豆芽"

在现实生活中，有些宝宝长得十分瘦弱，就像"小豆芽"一样。对此，有的家长认为"瘦一点儿"没关系，那样才显得更苗条；而有的家长则由于过于担心而给宝宝疯狂进补。其实，对于宝宝瘦弱的问题，虽然家长应当给予足够的重视，但是也不能太过重视而选择一些比较极端的方式。那么，家长应该怎么做才不会养出"小豆芽"呢？

1.喂养

（1）母乳是最好的喂养方式。因为母乳中包含了6个月以内宝宝所需要的所有营养成分，尤其是包含其他乳类不能替代的免疫活性物质，对于宝宝的健康与防病有着很好的效果。因此，妈妈最好选择纯母乳喂养4～6个月，然后添加一些辅食后依旧可以继续利用母乳的方式进行喂养，直到宝宝1～2岁为止。

（2）在宝宝满月之后，妈妈就应当每隔2.5～3个小时给宝宝喂一次奶，而且最好将每次喂奶时间控制在15～20分钟。随着宝宝的不断成长，妈妈可以适当地减少夜间喂奶的次数。

（3）按照母乳量的多少与宝宝身体的发育情况，在宝宝4～6个月时开始添加辅食，其添加原则从少逐渐增多，从一种到多种，从细软到粗硬，少盐少甜，不要过于油腻。

（4）在宝宝7个月后，不管选择哪一种喂养方式，都要为宝宝添加上一些颗粒状的、质地稍微硬一些的食物，以便使宝宝的咀嚼能力得到锻炼，从而促使牙齿萌出。

（5）妈妈为宝宝准备的膳食应该合理而均衡，应该多给宝宝吃一些水果与蔬菜。

2.防病

（1）妈妈必须严格遵循国家规定的免疫程序，按时为宝宝接种卡介苗、乙肝疫苗、口服脊髓灰质炎疫苗、百白破疫苗、流脑以及麻疹疫苗等疫苗，而且疫苗的接种量也应当遵从国家的规定。

（2）宝宝的房间应及时通风，不可以整天紧闭门窗，造成空气不流通。妈妈应保证宝宝的房间内空气新鲜，从而使室中病原微生物的浓度得以降低。

（3）如果家里有人生病了，那么应当尽可能不要与宝宝进行接触。倘若生病的人必须照顾宝宝，那么就必须戴上口罩，并且勤洗手。

3.起居

（1）妈妈应保证宝宝充足的睡眠。睡眠是宝宝每日必须完成的"任务"，倘若这"任务"没有完成或者完成得不好，那么就会对宝宝的健康造成不良的影响。

（2）在宝宝清醒时，家长应当多与宝宝进行交流，比如，用温柔的语气与宝宝说话、与宝宝一起玩耍等，让宝宝感受到爸爸妈妈的关爱，从而健康快乐地成长。

（3）如果条件允许的话，家长可以每天为宝宝洗澡，及时更换比较干净而柔软的衣服，以便使宝宝的皮肤保持清洁和干爽。当然了，在此过程中，妈妈应该为宝宝使用宝宝专用的沐浴液与洗发水等。

（4）按照天气、季节的变换，妈妈应及时为宝宝增减衣物。

（5）在平常的时候，家长应当督促宝宝多喝水，并且做到膳食营养而均衡。

4.运动

（1）家长应多带宝宝到户外活动，并且最好从夏天开始，一直坚持到冬天。这样一来，就能够让宝宝慢慢地适应冷空气，对于增强宝宝身体免疫力非常有利。

（2）在平时，妈妈应当引导宝宝多做运动，比如，带宝宝跑跑步、踢踢球等，每天最好坚持1~2个小时。

见招拆招，巧解宝宝"厌奶"困扰

宝宝出生之后，最喜欢做的事情就是吃奶与睡觉。不过，很多宝宝随着长大，对吃奶的热情就逐渐地消退了，让很多家长非常烦恼。那么，宝宝究竟为什么会讨厌吃奶呢？

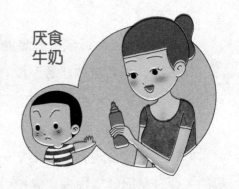

1.爱吃辅食，不愿意吃奶

当宝宝长到一定年龄的时候，妈妈就开始给宝宝增加米粉、果泥等辅食。于是，很多宝宝就爱上了辅食，开始厌恶吃奶了。这主要是因为宝宝吃奶已经吃了很长时间了，突然遇到新鲜的食物，如美味可口的辅食，宝宝必然会更喜欢辅食。再加上那些辅食也是通过奶瓶进行喂养的，与宝宝平常的进食习惯相符。因此，宝宝才会做出拒绝吃奶而等待味道较重的辅食的选择。

2.注意力分散，好奇外面的世界

随着宝宝不断长大，其身体的各方面技能逐渐完善起来，好奇心也开始与日俱增，并且可以做一些抬头、转向等简单的动作。与吃奶这件事情相比，外面的世界实在是太精彩了，宝宝非常容易受到外界环境的影响，导致其注意力分散，不能专心吃奶。

3.生病，影响食欲

如果宝宝生病了，比如，患上感冒、腹泻、腹胀、呕吐等病症，那么宝宝的食欲必然会受到影响，出现厌恶吃奶的现象。这主要是因为生病的宝宝在吃奶之后，很容易出现不舒服的感觉，所以宝宝就对吃奶提不起兴趣，甚至出现抗拒的现象。

面对宝宝厌奶的情况，家长应该怎么办呢？答案自然是对症下药，见招拆招了。所以，家长可以从以下几方面做起：

1.对待爱吃辅食的宝宝

妈妈在处理吃奶与吃辅食的问题上，一定要注意先后顺序，不可以主次颠倒：在1岁之内，宝宝都应当以吃奶为主，先喂奶，然后再适当地喂一些辅食。倘若宝宝比较喜欢美味的辅食，那么妈妈可以试着将奶的味道调整一下，如在奶中加一些果汁。等到宝宝不讨厌吃奶了，再慢慢地减少、停止果汁的添加。

2.对待注意力不集中的宝宝

妈妈在给宝宝喂奶的时候，最好先将电视机关掉，营造一个比较安静的环境，没有很多人走动，没有嘈杂的声音，这样一来，可以促使宝宝集中注意力吃奶。在情绪上，妈妈应该与宝宝保持温和的眼神交流，尽可能地让宝宝保持放松状态。另外，在喂奶之前的半小时内，妈妈不要让宝宝进行剧烈的运动，这样一来，宝宝在吃奶的时候，才更容易进入状态。

3.对待生病、食欲不振的宝宝

这个时候，妈妈要注意给宝宝喂奶的频率，不要太频繁地给宝宝喂奶。另外，在给宝宝喂奶前1个小时内，不要让宝宝吃其他东西，不要让宝宝喝过多的水。如果宝宝的病情比较严重，妈妈可以向医生请教具体的喂奶细节。

科学喂养，必学的17个聪明之举

宝宝的饮食问题十分重要，科学喂养不容忽视。那么，家长应如何科学喂养宝宝呢？

第1个聪明举动：母乳喂养

对于宝宝来说，母乳就是甘泉，尤其是3个月以内的宝宝对母乳更加依赖。尽管母乳看上去稀稀的，就好像水一样，似乎没有什么营养，但是它含有丰富的蛋白质与糖分(碳水化合物)，而且带有妈妈的味道，是任何乳品都替代不了的。

第2个聪明举动：配方奶粉

在现实生活中，很多妈妈由于各种原因，不能采用母乳的方式喂养宝宝，那么，这个时候，妈妈就需要依赖奶粉喂养了。妈妈最好选择母乳配方奶粉，并且注意以下几个问题：

第一，忌高温。母亲的正常体温在37℃左右，这大致也是配方奶粉里各类营养存在的最佳温度，宝宝的胃肠也比较容易接受。因此，妈妈在为宝宝冲奶粉的时候，

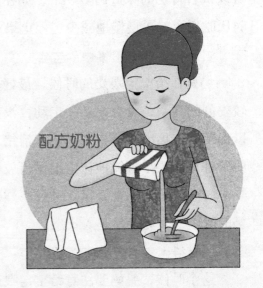

配方奶粉

应该让水的温度保持在37℃左右。

第二，忌过浓。如果奶粉的浓度太高，那么很容易导致宝宝患上腹泻、肠炎等病症。当然了，倘若奶粉冲得太稀，也可能会造成宝宝营养不良。因此，妈妈在为宝宝冲奶粉的时候，应当稀稠适宜。

第三，忌污染变质。配方奶粉中含有很丰富的营养，属于一种不错的细菌培养基，尤其是冲调好的奶粉不耐高温，不能消毒。因此，在配制过程中，妈妈必须注意卫生。倘若奶粉开罐之后放置时间过长，就有可能造成污染，会发生变质，不适合宝宝饮用。

第3个聪明举动：鱼肝油

鱼肝油中含有丰富的维生素A与维生素D，可以很好地促进宝宝对于钙质的吸收与利用，使宝宝骨骼、神经的生长发育得到保障。通常来说，宝宝每天大概需要400微克的维生素D。因此，妈妈可以适当地为宝宝增加一些鱼肝油，将有利于宝宝的健康发育。

不过，需要注意的是，如果服用维生素A与维生素D过量，那么就非常容易使之蓄积在身体中，进而诱发中毒反应。所以，妈妈在为宝宝补充鱼肝油的时候，必须严格遵守剂量。

第4个聪明举动：果蔬汁

对于0～3个月的宝宝来说，母乳中所含有的维生素C是不能满足他们身体生长需求的。这个时候，妈妈可以为宝宝准备一些非常美味的果蔬汁，比如，青菜水、番茄汁、橘子汁、西瓜汁以及胡萝卜水，甚至山楂水等。它能够为宝宝带来天然的维生素，补充宝宝生长所需的维生素C。

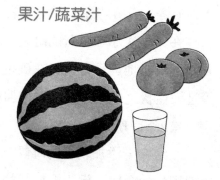

果汁/蔬菜汁

第5个聪明举动：水

在宝宝满月前，妈妈通常不需要再额外为宝宝补充水分。倘若宝宝发热、出汗比较多、便秘或者遇到妈妈奶水不足、人工喂养不足等情况时，才需要适当地给宝宝喂一些温水，不过，尽可能不要在水中加糖。当宝宝长到1个月以后，水的需求量就会大大增加。这个时候，妈妈就应当每天定时地给宝宝喂一些温水，或是用果蔬水的方式给宝宝补水。

第6个聪明举动：米粉

当宝宝长到4个月以上后，就可以对淀粉类食物进行消化了，再加上宝宝生长发育所需要的能量也多了，所以，这个时候，妈妈在饮食上为宝宝增加一些米粉是很明智的选择。因为，米粉中含有多种微量营养素，对于宝宝的生长发育很有利。

至于米粉的具体用量，妈妈应当结合宝宝的胃口以及生长发育的情况而定。通常来说，每天1～2次，每次1～2勺添加到奶品之中，作为补充即可。

第7个聪明举动：吃蛋黄

对于4个月以上的宝宝来说，蛋黄是非常不错的蛋白质类辅食，因为它的致敏性非常低，相较于蛋清或者其他蛋白质类食品来说，更加安全一些。与此同时，蛋黄中含有铁、卵磷脂、脂肪以及蛋白质等，营养丰富，并且也容易咀嚼、消化。

在第一次添加蛋黄的时候，妈妈应当谨慎一些，从1/8到1/4个开始，耐心地进行尝试，在确定宝宝没有出现呕吐、腹泻以及湿疹等过敏症状之后，再慢慢地增加食用量。

第8个聪明举动：泥糊糊

在给宝宝添加辅食的时候，妈妈可以考虑为宝宝适当地添加一些泥糊状的食物，因为泥糊状的食物可以很好地锻炼宝宝的咀嚼与吞咽功能。

第9个聪明举动：长牙期补钙

宝宝在长牙时期，每天需要100～200毫克钙，所以，妈妈应当考虑为宝宝补钙了。妈妈在为宝宝选择钙剂的品种与用量的时候，应当向医生咨询意见。因为各种钙剂所含的化学成分是不一样的，剂量从几十毫克到数百毫克不等，标注方法也不是很统一，非专业人士很难识别。当然了，妈妈在为宝宝补钙时，也可以配合膳食，适当地让宝宝吃一些含钙量比较高并且适合宝宝食用的食物。

第10个聪明举动：吃肉类

当宝宝长到4个月的时候，就开始逐渐地表现出"杂食"的本性了，他们开始喜欢上香喷喷的肉类了。所以，这个时候，妈妈可以在宝宝的食谱中慢慢地加入鱼肉、鸡肉、虾肉以及猪肉等动物性食品。鱼泥、鸡肉泥的纤维比较细，含有丰富的蛋白质，尤其是鱼肉中不饱和脂肪、铁以及钙的含量都很高，海鱼中含有丰富的碘。因此，适当地为宝宝添加一些肉类，不管从营养上还是口味上都会让宝宝有一个全新的体验，进而爱上吃饭。

第11个聪明举动：上饭桌

当宝宝长到9个月之后，就进入了用餐规律的阶段了。于是，他们开始与家人一起坐在餐桌前用餐了。他们正式离开母乳的喂养，规律的用餐将会逐渐代替乳品的营养地位。在几个月的辅食添加的训练之下，宝宝可耐受的食物范围有很大的扩张，比较常见的食物已经全部可以接受了。尽管宝宝上了餐桌之后，依旧是一个爱惹事儿的"麻烦精"，但是让宝宝上饭桌是锻炼宝宝规律进食的一个重要举措。

第12个聪明举动：吃粗粮

粗粮应该在宝宝2～3岁的时候进入食谱。因为这个时候宝宝的消化吸收能力已经发育得非常完善了，宝宝的乳牙几乎已经长齐了，而粗粮中含有非常丰富的营养物质，比如，B族维生素、膳食纤维、不同种类的氨基酸、铁、钙、镁以及磷等，这些都是宝宝身体生长发育所需要的。另外，妈妈让宝宝吃一些粗硬的食物还可以使他们的咀嚼能力得到很好的锻炼，帮助宝宝建立正常的排便规律。因此，这个时期，妈妈最好适当地让宝宝吃一些粗粮。

第13个聪明举动：培养吃饭能力

对于2～3岁的宝宝来说，即将进入幼儿园，面临着进入"社会"的挑战。这个时候，锻炼好吃饭能力就显得相当重要了。如果宝宝吃饭能力不佳，那么在进入幼儿园之后，必然会因为吃不好饭而对身体的生长发育产生不良的影响。所以，妈妈应该注意培养宝宝的吃饭能力。而培养宝宝的吃饭能力包括以下两个方面：

第一，培养良好的进食习惯。要想让宝宝养成良好的进食习惯，妈妈不仅要让让宝宝的进餐变得有规律，也就是让宝宝做到吃饭定时定量，而且还要安排好食物的内容，也就是保证宝宝的饮食结构平衡而合理。

第二，锻炼宝宝的动手能力。为了使宝宝的动手能力得到锻炼，妈妈应当放手让宝宝尝试着自己用碗、用勺子吃饭，并且有意识地引导宝宝，让其知道，错过吃饭的时间，美味的食物就会消失了。

第14个聪明举动：预防营养性贫血

在1～2岁的宝宝中，营养性贫血是十分常见的病症，这不仅与宝宝生长发育太快有关系，而且也与喂养不当有关。母乳或者牛乳中所含的铁并不多，而且人体不易吸收与利用牛奶中的铁。倘若在平时的饮食中，没有适当地为宝宝增加一些含铁量比较丰富且容易吸收的食物，宝宝极有可能患上缺铁性贫血。

为了预防宝宝贫血，妈妈应该在为宝宝添加辅食时注意荤素搭配原则，像蔬菜、水果中的西红柿、柑橘等维生素C的含量都很高，可以在很大程度上促进肠道对于铁的吸收率。因此，妈妈可以让宝宝多吃一些。

第15个聪明举动：及早预防肥胖

也许有人会说，学步乳儿怎么会有"体重控制"的问题呢？可是，肥胖却往往是在宝宝幼年萌芽的，喂养不当、缺乏运动在不经意之间就导致宝宝出现了过多的赘肉。肥胖严重影响着宝宝未来的健康，与其成年之后是否患高血压、高血糖以及心脑血管病等也有着紧密的联系。儿童肥胖症重在预防，妈妈在为宝宝选择食物时，尽可能地让宝宝少吃或者不吃甜度超过10%的饮料(比如果汁、奶饮料与可乐等)、点心、油炸食品、糖果、夹心饼干以及膨化食品。另外，宝宝每天至少应该在户外活动1~2个小时。

第16个聪明举动：预防缺锌

幼儿缺锌并不是什么新鲜事儿。如果宝宝缺锌，就会表现为个子比较矮、体重比较轻、胃口比较小，严重的时候，还可能会出现贫血、异食癖等症状。导致宝宝缺锌的因素有很多，比如，断母乳、爱出汗、偏食、吃过多含有粗纤维的食物等。

另外，妈妈在为宝宝做辅食的时候，经常添加味精，也可能是导致宝宝缺锌的一个因素。因为味精的主要成分为谷氨酸钠，而这种物质很容易与锌进行结合，形成一种不能溶解的物质，严重影响肠道对锌的吸收。

当宝宝缺锌时，妈妈可以让宝宝多吃一些含锌比较丰富的食物，比如禽蛋、鱼、肉、大豆等。但是倘若没有足够的证据表明宝宝缺锌，妈妈也不可随意为宝宝补锌，更不要采用药物补锌，因为如果补锌过度，就会对宝宝的身体健康带来很大的危害。

第17个聪明举动：预防铅中毒

对于2～3岁宝宝来说，正是四处进行探索的年龄。可是，在日常生活的各个方面，稍不注意，宝宝就有可能受到铅中毒的威胁。比如，汽车尾气、油漆、报纸、水源以及灰尘等，都含有大量的铅，某些食物中，比如松花蛋中铅的含量也是十分丰富的。

因此，在日常生活中，妈妈一定要注意预防宝宝铅中毒。首先，妈妈应当为宝宝准备合理而均衡的膳食，其次，不要让宝宝长时间在含铅量比较大的环境中停留，这样一来，宝宝铅中毒的概率才会大大降低。

 ## 宝宝打嗝不是病，正确喂养可预防

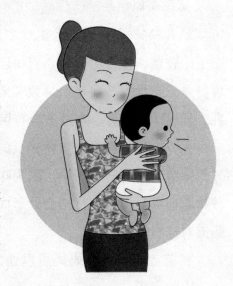

很多妈妈都发现宝宝吃得并不是很多，可是却不停地打嗝。看着宝宝打嗝时难受的样子，妈妈都快心疼死了。为什么宝宝会打嗝呢？难道这是一种疾病吗？怎样做才能让宝宝停止打嗝呢？

专家认为，宝宝打嗝并非是一种疾病。导致宝宝打嗝的内在原因为宝宝的植物神经功能发育还不够完善，还不能稳定地对自己的身体进行调节。而造成宝宝打嗝的外在原因为：

1.吃得太快

倘若妈妈给宝宝喂食的速度太快，或者宝宝自己吃得过快，就

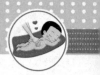

极有可能吸入大量的空气，从而造成打嗝。

解决方法：

妈妈有意识地放慢给宝宝喂食的速度，或者嘱咐宝宝慢点吃。另外，在宝宝吃完饭之后，妈妈可以轻轻地拍打宝宝的背部，或者轻轻地对宝宝的腹部进行按摩，这样一来，可以很好地帮助宝宝排气，大大缓解打嗝的症状。

2.喝碳酸饮料

在炎炎夏日，有些家长可能会给宝宝喝一些碳酸饮料，如可乐、雪碧等。可是这些碳酸饮料中二氧化碳的含量非常大，不仅宝宝喝了会出现打嗝的现象，就是连大人喝了也可能会打嗝。

解决方法：

在日常生活中，家长应尽可能地让宝宝少喝甚至不喝碳酸饮料。这样就可以很好地防止宝宝打嗝了。如果宝宝已经喝了不少碳酸饮料，并且开始不停地打嗝，妈妈可以利用对宝宝腹部按摩的方法来减轻宝宝的打嗝症状。

3.情绪太过紧张

当宝宝处在一种紧张的状态下时，其身体对于氧气的需求量就会大大增加。于是，宝宝的小嘴巴就会像水中的鱼儿那样不停地用嘴吸入很多空气，进而引发打嗝。

解决方法：

妈妈可以用好玩的玩具、轻柔的音乐，来吸引、转移宝宝的注意力，以便使宝宝紧张的神经逐渐地放松下来，从而缓解打嗝的症状。

除此之外，妈妈在喂养宝宝的过程中，还要注意喂养的姿势。因为正确的喂养姿势不仅可以很好地防止宝宝打嗝，而且还可以让宝宝吃得更香，吸收得更好，让宝宝更加健康苗壮地成长。

6～12个月宝宝的沙拉推荐

6～8个月的宝宝

这个时候，宝宝刚开始吃辅食没有多长时间，其肠胃功能还不允许宝宝肆无忌惮地大吃，所以，泥状的水果沙拉更适合他们的胃口。

🌿 香蕉沙拉

【原料】熟透的香蕉1/3根，酸奶1勺。

【做法】①将香蕉的皮去掉之后，放入碗中，然后碾成泥状。②将酸奶放入其中，搅拌均匀就可以了。

> **营养小提示**
>
> 　1.酸奶中含有丰富的乳酸菌，对于宝宝的肠胃健康是十分有利的。
>
> 　2.香蕉中微量元素的含量十分丰富，并具有很好的润肠功能。
>
> 　3.妈妈应该注意宝宝食用香蕉沙拉的量，以防止宝宝出现滑肠的现象。

9～10个月的宝宝

这个时候，宝宝开始喜欢上咀嚼食物了，所以，小粒状的蔬菜沙拉最适合他们的胃口。

🌿 胡萝卜土豆沙拉

【原料】胡萝卜1/5根，土豆1/5个，奶油1勺，沙拉酱2勺。

【做法】①将胡萝卜与土豆煮软煮熟。②将煮熟的胡萝卜与土豆切成小碎粒状。③将胡萝卜块与土豆块混合在一起，放到盘子中，淋上奶油与沙拉酱即可。

营养小提示

胡萝卜中维生素A的含量非常丰富，有助于宝宝的视力发育。

11～12个月的宝宝

这个时候，宝宝的胃口变得越来越好了，开始对肉类产生浓厚的兴趣了，所以这个时候，肉类沙拉最适合他们的胃口了。

鱼肉酸奶沙拉

【原料】熟金枪鱼2勺，黄瓜1/4根，圣女果2颗，生菜叶1片，沙拉酱1勺。

【做法】①将黄瓜清洗干净后，把外面的皮去掉，然后切成块状，将圣女果切碎。②生菜叶铺在碗底，将熟鱼肉、黄瓜以及圣女果放到生菜叶上，最后淋上沙拉酱就可以了。

营养小提示

1.鱼肉中蛋白质的含量非常高，对于宝宝的生长发育很有利。

2.水果、蔬菜中的维生素含量也比较高，可以满足宝宝生长发育的需要。

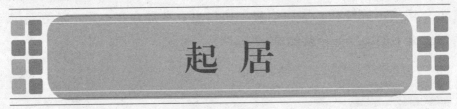

起 居

坐卧有常，起居合宜，妈妈们在生活中要随时留意宝宝的变化。小家伙是不是被蚊虫叮咬了？为什么他的脊柱看起来不太直？这些小问题都与起居习惯和环境分不开。

夏天预防宝宝被蚊虫叮咬

夏天除了气温炎热之外，最令人厌恶的莫过于那在你耳边嗡嗡作响的蚊子了。很多妈妈担心宝宝会被蚊子叮咬，所以防蚊工作成了父母工作中的重中之重。

1.预防工作

（1）一定要保持室内卫生，注意多通风，不要留卫生死角，不给蚊子留繁衍的场所。

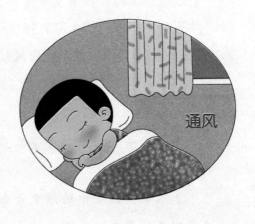

通风

（2）通风的时候，要有纱窗作为屏障，防止蚊子从窗口飞进来。

（3）厨房、卫生间等一些容易招惹蚊子的地方，要定期使用杀虫剂，最好选在宝宝不在家的时候进行，并且随时通风。

（4）给宝宝配置一个透气性比较好的蚊帐，让宝宝远离蚊虫

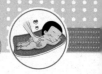

的叮咬，给宝宝一个好梦。

（5）适当地使用电蚊香，但是蚊香和宝宝之间要保持一定的距离。

（6）在宝宝洗澡的时候，适当地在水里洒一点花露水，也能起到较好的驱蚊效果。

外出

（1）外出的时候，要给宝宝穿长袖衣服。

（2）外出旅游的时候，父母应随身携带驱蚊虫用品，例如蚊香、驱蚊剂和蚊帐等，驻扎地不要选在湖边、河边、溪边等靠近水源的地方。

（3）不要让宝宝任意在草丛中行走。

2.蚊虫叮咬之后，宝宝可能出现的症状

（1）宝宝被蚊虫叮咬之后，面部、耳垂、四肢等皮肤裸露的地方会出现丘疹或者瘀点，也有可能出现疱疹或水泡。

（2）被叮咬的中央能够看到刺吮点，貌似针头一样大小暗红色的瘀点，宝宝会感觉到叮咬部位瘙痒、烧灼或者是疼痛。

（3）如果症状比较严重的话，宝宝的眼睑、耳郭、嘴唇等多处都会有很明显的红肿，甚至还会引起发热、局部淋巴结肿大的情况。

（4）宝宝被蚊虫叮咬之后，如果用手抓挠或者是其部位发生过敏的现象，局部就可能会出现大疱、出血坏死等严重反应。

3.被蚊虫叮咬之后，应该如何处理

第1步：止痒。父母可以从市面上购买专门适合宝宝使用的止痒外涂药物，帮助宝宝止痒，防止宝宝抓挠。

第2步：消炎。对于症状比较严重或者有感染状况的宝宝来说，父母可以服用一些抗生素消炎，与此同时，还要对于叮咬部位进行清洁处理，适当地涂抹一些红霉素软膏等。

第3步：防抓挠。为了不让宝宝胡乱抓挠，导致叮咬处溃烂，父母可以将宝宝的指甲剪短，防止伤口出现感染的情况。

 让宝宝睡得香，勿踏进睡眠误区

在现实生活中，很多父母为宝宝的各种睡眠问题所困扰，而关于宝宝睡眠的各种说法也将父母弄得焦头烂额，不知所措。专家提醒，要想让宝宝睡得香，请不要踏入以下睡眠误区。

1.不管入睡时间，只要睡眠总量够

众所周知，睡眠对宝宝的成长发育很重要。因为与平时相比，在睡眠的过程中，身体内分泌系统释放出来的生长激素要多3倍。但是，宝宝的睡眠质量也相当重要，入睡时间不一样，深睡眠与浅睡眠所占的比例也会不一样。睡得越晚，深睡眠的比例就越少，而浅睡眠的比例则越多。而深睡眠直接关系着宝宝的生长发育，因为深睡眠 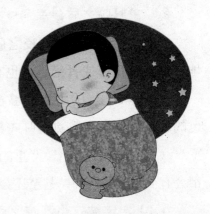 期是生长激素的主要分泌期。因此，作为父母，在宝宝睡眠总量的同时，应当尽可能地让宝宝早点入睡。

2.睡眠时间必须达到18个小时

尽管宝宝在每个年龄段都有其特定的睡眠需求量，可是不同的宝宝之间也有差异，比如，有些宝宝的体质类型决定他可以少睡一些。从原则上来说，只要宝宝的精神状态良好，食欲正常，体重增长良好，没有消化方面的问题即可。不过，倘若偏离得过多，比如，新生儿每天需要16～18个小时的睡眠时间，而你家的宝宝却只睡10个小时，那么你就应当带着宝宝到医院进行咨询。

3.宝宝必须要睡午觉

当宝宝长到3岁以后，他们白天的精力就会变得相当旺盛，不断地玩耍与活动会将他很多的精力消耗掉，这样一来，宝宝夜间的睡眠质量就会非常好。只要宝宝夜晚的睡眠时间充足，而且睡眠质量也比较高，那么就可以满足宝宝生长发育的需求。因此，倘若宝宝不想睡午觉，那么家长也不用刻意地去勉强宝宝。

4.抱着宝宝睡更好

对于宝宝来说，抱着睡的确可以使其获得安全感，可是也非常容易让宝宝形成过分依赖的不良习惯。待宝宝再长大一些的时候，家长再想改变宝宝的这种习惯就会变得有些困难了。而且这种强烈的依赖心理还会使宝宝的入睡时间延长，很容易导致宝宝入睡比较困难。另外，当宝宝在半夜醒来的时候，倘若家长不能及时给予其相应的安慰，那么宝宝再入睡就变得非常困难了。这非常不利于培养宝宝独立入睡的良好习惯，以及形成夜间浅睡眠、深睡眠的自然转换。因此，专家建议妈妈们从现在开始，就有意识地注意培养宝宝独自在婴儿床上睡觉的习惯，慢慢地培养宝宝独自入睡的能力。

5.宝宝睡眠有动静，轻拍有助继续睡

通常来说，宝宝的睡眠可以分为两种状态——深睡眠与浅睡眠。对于宝宝，尤其是刚出生不久的婴儿而言，深睡眠与浅睡眠的比例基本是1:1，而且是不停地进行交替的。在深睡眠的时候，宝宝处在一种完全休息的状态下，所以，宝宝除了偶尔会惊跳以及非常轻微的嘴动之外，再也没有别的活动了；在浅睡眠的时候，宝宝的手、脚，甚至整个身体都可能会出现一些活动。与此同时，宝宝的脸上还可能会出现皱眉、微笑等表情。这些都属于正常现象。

因此，倘若宝宝在睡觉的过程中，出现了轻轻抽泣或者其他活动的时候，妈妈不要急着去拍宝宝、抱宝宝或给宝宝喂奶，而应当先观察一会儿，看宝宝是不是接着睡。否则，妈妈干预太多，就会人为地将宝宝深睡眠与浅睡眠的自然交替打断，破坏宝宝的睡眠规律。倘若宝宝出现了严重的哭闹等，妈妈再去处理也不晚。

6.宝宝打呼噜表示睡得更香

有些妈妈认为，宝宝睡觉打呼噜表示睡得非常香。其实不然，如果宝宝偶尔打呼噜，那么极有可能是因为感冒引发的。当宝宝感冒痊愈之后，自然就不会再打呼噜了。可是，倘若宝宝经常打呼噜，则有可能是由于腺样体肥大、扁桃体肥大等原因所致，会对宝宝的鼻咽部通气造成不良的影响。这个时候，有些宝宝即便醒着，也可能会出现鼻堵、张口呼吸的症状。久而久之，就会危害到宝宝的大脑发育。因此，妈妈一定要重视这一情况，及时带宝宝上医院就诊。

 ## 宝宝不会爬，多是代劳惹的祸

有些妈妈看到别人家的宝宝爬得又快又稳，既羡慕又妒忌。为什么别人的宝宝那么棒，而自己的宝宝却不行呢？难道自己的宝宝天生愚笨吗？事实并非如此，宝宝之所以不会爬，除了身体的因素之外，还与妈妈的照料和教导有着极大的关系。

现在的父母过于精心呵护宝宝，时刻将宝宝抱在怀中。当宝宝对什么东西感兴趣时，

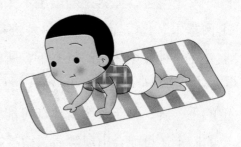

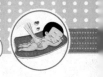

只要用手指一指，父母就赶紧帮宝宝拿过来，完全剥夺了宝宝自己去"拿"、自己去"够"的机会，而宝宝自然也就失去学爬的机会。

此外，很多父母总是担心宝宝地上"太凉"、"太脏"，担心宝宝在地上爬可能会磕着碰着，所以，不愿意把宝宝放到地上，整天不是自己抱着，就是将宝宝固定到儿童车中。宝宝的两条腿完全失去了"用武之地"，不知道怎么去爬，也没有机会去学"爬"，自然就不可能会爬了。

那么，父母应当怎么做才能帮助宝宝尽早地学会爬行呢？其实，从宝宝发育的进程来看，当宝宝8个月左右的时候，就可以爬行了。不过，父母可不能仅仅在旁边观看，而应该积极主动地帮助宝宝，使之尽快地学会爬行。

第一，父母要合理喂养宝宝，既不能让宝宝营养不良，又不能让宝宝营养过剩，使之肥胖超重。如果宝宝营养不良，身体过于瘦弱，那么全身必然无力，两只手臂自然很难支撑着身体爬行。倘若宝宝太胖了，两只手臂的力量就很难将身体支撑起来，自然也就很难爬行了。尤其是有的宝宝甚至有了"将军肚"，趴着时肚子过大，而小胳膊太短，即便撑起了也不够高，因此，想要爬行就更加困难了。

第二，多让宝宝俯卧，并且利用好玩的玩具、游戏以及声音等来对宝宝进行引逗，使宝宝抬头、转头，从而使宝宝的颈部肌肉得到锻炼。只有宝宝的颈部肌肉非常强壮了，才能在爬行的时候将头部支撑起来。

第三，让宝宝勤做翻身动作。当宝宝5～6个月大的时候，父母可以让宝宝在床上仰卧，然后用好玩的玩具等吸引宝宝的注意力，接着，对宝宝进行引导，使之学会翻身，从而为爬行做好充足的准备。但是，父母需要特别注意的是，由于宝宝的骨骼还没有发育成熟，因此，练习的时间不宜太长，以免弄巧成拙。

第四，匍行拿物。当宝宝6～7个月大的时候，让宝宝在床上俯卧，用前臂将前身支撑起来，腹部挨着床，父母用双手轻轻地推宝宝的小脚，前面用玩具对宝宝进行逗引，让宝宝尝试着向前做爬行活动。

第五，爬行训练。当宝宝7～8个月大的时候，父母的训练可以从匍行慢慢地转变为爬行训练，多训练宝宝使其腹部离开床面，让宝宝的手部与膝盖挨着床面进行爬行。前面仍然利用各种各样的玩具进行逗引，并且时不时地变换一下方向，诱导宝宝向前爬动。

 同睡隐患多，小心爸爸压伤宝宝

看着可爱的宝宝，父母总是想与之亲近一点儿。时至今日，不少父母为了更好地对宝宝进行照顾，就选择了与宝宝同床睡，却不知如此做有很多安全隐患，甚至还有可能会对宝宝的生命安全造成威胁。

那么，父母与宝宝同床睡觉，到底都存在哪些安全隐患呢？总结起来，大致如下：

1.相互影响睡眠质量

父母与宝宝同床睡觉，可能会相互产生影响，没有办法使宝宝的睡眠质量得到保证，宝宝可能会出现睡眠不稳、半夜惊醒等情况，这对于神经系统还没有发育完善的宝宝而言，是非常不利的。而且，父母也会由于身边睡着娇弱的宝宝而不敢随意地伸展自己的身体，也会影响自己的睡眠质量。

2.导致宝宝缺氧

父母和宝宝同床睡觉，极有可能会导致宝宝大脑缺氧，进而对宝宝的身体发育造成不良的影响。因为父母呼出来的气体里二氧化碳的含量要比宝宝的高很多，而宝宝的大脑在发育的时候则需要更多的氧气，稍不留神，宝宝就可能会出现缺氧的情况。

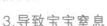

3.导致宝宝窒息

父母在与宝宝同床睡觉的时候，如果睡得太沉的话，可能会在翻身或者手脚等活动的时候，将宝宝的颈部、鼻子等部位压住，甚至还有可能用被子将宝宝整个盖住，进而导致宝宝发生骨折、窒息甚至死亡。

4.疾病传染

众所周知，在日常生活中，大人所接触的环境都是比较复杂的，其身上携带着不少细菌。倘若这些细菌侵犯了抵抗力还十分低下的宝宝，那么宝宝就极有可能会被感染，进而生病。

5.影响性别识别

宝宝长到3岁左右的时候，基本上已经可以辨别出自己到底是男孩还是女孩了，已经有了最开始的性别意识。倘若长期和父母在一张床上睡觉，那么就很可能滋长恋母或者恋父的情结，促使宝宝以后缺乏自爱、自律，甚至可能会造成性识别障碍。因此，宝宝在3岁之前就应该与父母分床而睡，养成独自睡觉的良好习惯。

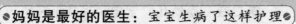

 ## 宝宝太柔弱，冬天洗澡步步惊心

冬天来了，面对幼小而娇弱的宝宝，很多爸爸妈妈在给宝宝洗澡问题上，总是感到步步惊心，各种各样的问题接踵而至。那么，家长在冬天为宝宝洗澡时，经常遇到哪些"惊心动魄"的事情呢？

1.水温太高，烫着宝宝了

在寒冷的冬季，很多家长因为担心洗澡水凉会让宝宝感冒，所以总是喜欢放一盆热水，然后用自己的手去感受一下，感觉水温不烫，就会直接把宝宝放到水中。但是，小宝宝一入水却号啕大哭起来。原来，水温太高，烫着宝宝了。

专家提醒

冬天的气温非常低，家长的手也都变得比较冷，在给宝宝放洗澡水的时候，不容易把握水温，很可能会造成水温较高，烫着宝宝的现象。在这种情况下，家长可以在放好洗澡水之后，借助洗澡使用的温度计进行测量，使洗澡水的水温控制在37～40℃，这是宝宝可以感受到的最舒服的温度，不会烫伤宝宝。

2.水温太低，冻着宝宝了

在冬天给宝宝洗澡时，有的家长因为担心水温太高，会烫着宝宝，就下意识地使水温低点儿。但是，当家长放好水，将宝宝放入水中的时候，宝宝仍然会哭闹。原来，这是因为水温太低，冻着宝宝了。

专家提醒

如果洗澡水的温度太高，会烫着宝宝，不利于宝宝的健康成长；如果洗澡水的温度太低，冻着宝宝，也不是什么好事。因为这可能会导致宝宝感冒生病，同样不利于宝宝的健康成长。而具体的解决方案，与水温太高的情况一样，家长在放好洗澡水之后，利用洗澡使用的温度计测量一下。

3.没有抓紧，宝宝摔倒了

当家长将宝宝放在大洗澡盆中洗澡的时候，宝宝总是站不稳，一不留神，宝宝就可能会摔倒。有的时候，宝宝还会摔得十分严重。

专家提醒

对于手脚比较笨拙的家长，或者缺乏给宝宝洗澡经验的新手爸爸妈妈来说，最好使用婴儿专用的浴盆，或者在浴盆当中加入塑料垫子，这样就可以很好地防止宝宝摔伤了。

4.宝宝爱玩水，感冒了

有很多宝宝喜欢玩水，每次洗澡的时候，总喜欢拿一两件玩水玩具，在水中一边洗一边玩。家长已经给宝宝洗好澡了，但是宝宝还没有玩尽兴，怎么都不肯出来。就这样，家长只能耐心地哄宝宝出来，或者再加一些热水，让宝宝继续玩一会儿。结果，第二天，宝宝就生病感冒了。

专家提醒

在寒冷的冬季，家长在给宝宝洗澡时，最好将洗澡的时间控制在10分钟以内。倘若条件允许的话，家长可以为宝宝增加一个洗澡专用的浴罩，尽可能地多放一些蒸汽在浴罩中，保证浴罩里暖烘烘的，这样一来，宝宝就可以在里面多待一会儿了。家长在给宝宝洗完澡之后，应该给宝宝裹上浴巾，然后迅速地将宝宝的全身擦干，最后穿好衣服。

 纠正宝宝日常两个坏习惯

在现实生活中，很多宝宝都有一两个坏习惯，比如，喜欢捡地上的东西吃，排便之后擦不干净。这个时候，最糟糕的是什么呢？作为家长应该怎样去制止呢？如何防患于未然呢？

1.喜欢捡地上的食物吃

最糟糕的是：倘若宝宝捡东西的地方不干净或者经常有动物光顾，那么宝宝捡起来的食物上必然会沾有一些沙门氏菌、寄生虫或者其他有害细菌，宝宝吃了之后，极可能会引发某种疾病，不利于身体健康发育。

怎样去制止：每当宝宝想要将地上的食物捡起来吃的时候，家长应及时进行阻止，并且耐心地告诉宝宝这样做是不对的。即便宝宝还很小，还不可以自己去捡地上的食物，家长也应该注意经常擦地，保持地面的干净与干燥，因为在潮湿的环境下很容易滋生细菌。

防患于未然：研究表明，当食物掉在有不少有害细菌的地上，在食物与地面接触的一瞬间就已经沾染上了有害细菌。因此，只要食物掉到了地上，家长就不能让宝宝捡起来吃了，就应该当作垃圾，立即丢到垃圾桶中。

2.排便之后擦不干净

最糟糕的是：当宝宝具有自己坐便盆上进行排便的能力时，家长就会慢慢地训练宝宝自己擦屁股。可是，倘若宝宝自己擦不好，就极有可能擦得满手都是。对于女宝宝而言，倘若总是擦不干净，那么就有可能导致尿路感染或膀胱感染。

怎样去制止：当宝宝4岁的时候，还不具有细微动作的控制能力，还不能正确地将自己的小屁股擦干净。因此，在宝宝擦了一遍之后，家长还需要帮助宝宝再擦一遍，以确保彻底擦干净。即便是5～6岁的宝宝，也需要家长定期对宝宝怎样自己擦屁股进行指点。

防患于未然：有些宝宝喜欢使用可以被水冲掉的湿纸巾，他们认为与普通卫生纸相比，湿纸巾更容易将屁股擦干净。宝宝的这种认知并没有错，因此，只要宝宝愿意，家长不妨让宝宝试一试。

 宝宝抱睡过久，易造成脊柱弯曲

宝宝都喜欢躺在家长的怀中，因为这不仅让宝宝感到温暖，而且还能让宝宝有安全感。这属于宝宝的一种正常心理需求，一旦脱离家长的怀抱，宝宝就很可能会哭闹。所以，那些过分溺爱宝宝的大人，尤其是老人，总是爱不释手地抱着宝宝，听不得宝宝哭一声。久而久之，宝宝就养成了过分依赖的心理，最后演变成只有被抱着才愿意睡觉的习惯。

殊不知，家长抱着宝宝睡觉，不仅不能让宝宝的身体得到舒展，而且还使宝宝不容易进入深度睡眠，对宝宝的睡眠质量产生不良影响。与此同时，抱宝宝睡觉，也不利于宝宝呼吸换气。最为重要的是，在家长抱着宝宝睡觉的过程中，宝宝的脊柱始终处于弯曲状态，时间长了，就会严重影响宝宝的正常生长发育，很容易导致宝宝的脊柱弯曲。

因此，亲爱的家长们，不要再抱着宝宝睡觉了，当心宝宝抱睡久了，将脊柱"睡"弯了。

新生儿发育，日常护理应注意

在宝宝的成长过程中，新生儿的日常护理是一个相当重要的步骤。倘若护理不当，那么就可能会影响新生儿的生长发育。通常来说，妈妈应注意以下几个方面：

1.保暖工作

在为新生儿做检查以及护理的过程中，妈妈一定要注意做好保暖工作，尤其是在天气比较寒冷的冬季。在24～25℃之间，身体只需要通过血管舒缩的变化，就可以很好地维持正常体温，不需要通过出汗来散热，也不需要通过加速代谢来产生热量。所以，该温度是保证新生儿健康的最佳温度，妈妈在做保暖工作的时候必须要注意。

2.预防感染

在新生儿进行护理的时候，妈妈一定要注意卫生，在每次护理之前都应该先洗手，以便防止将沾在手中的细菌带到新生儿的娇嫩皮肤上，造成感染。如果妈妈患有某种传染性疾病或者身上带有病菌，那么最好不要与新生儿进行接触，以防新生儿受到感染。如果新生儿已经受到感染，那么就要及时将宝宝送到医院进行隔离治疗。

3.皮肤护理

在新生儿的脐带没有脱落之前，妈妈应尽可能不给新生儿盆浴，而应使用干洗法为新生儿进行擦身。等到新生儿的脐带脱落之后，妈妈才可以给宝宝盆浴，并且应配合使用没有任何刺激的婴儿专用香皂。在新生儿沐浴之后，妈妈应当用又干又软的毛巾为宝宝吸干身上的水，并且宝宝皮肤皱褶的地方，可以适当地涂一些香粉。

在每次为宝宝换完尿布之后，妈妈都应该用温热毛巾把宝宝的臀部擦干净。有的时候，由于尿液的刺激，宝宝的臀部皮肤会出现发红的现象。这个时候，妈妈可以为宝宝适当地涂一些无菌植物油。在寒冷的季节，如果宝宝的臀部红得十分明显，妈妈还可以用电吹风在宝宝的红臀局部进行吹烤，每天3～4次，每次5～10分钟。当然了，电吹风不能离宝宝的皮肤太近，否则容易烫伤。

4.五官护理

在日常生活中，妈妈应当注意宝宝的面部以及鼻孔、外耳道等地方的清洁工作，但是一定不要为宝宝挖鼻腔或者外耳道。因为那些地方的皮肤十分娇嫩，很容易造成擦伤，进而引发感染。因此，妈妈每天应该用温湿的毛巾为宝宝擦洗五官，并且用力应柔和。

5.衣服的选择

因为新生儿的皮肤非常娇嫩，所以妈妈在为新生儿选择衣服的时候，应当选择那些比较柔软、宽松的衣服。与新衣服相比，旧衣服可能会更好一些，但是必须清洗干净。妈妈不宜将新生儿的衣服扎得太紧，以免损伤宝宝的皮肤。

6.哺乳方面

新生儿降临之后，如果妈妈的状况没有什么问题，那么就应当尽可能地在产后半小时之内，让宝宝与妈妈的皮肤进行接触，并且让新生儿及早地进行吸吮。这不但可以让刚出生不久的宝宝早早地得到营养的供给，而且还可以对妈妈的乳汁分泌起到促进的作用。

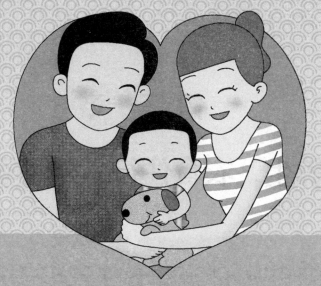

妈妈是最好的医生：宝宝生病了这样护理

第三章

春养生，衣食住行做足春季护理

俗话说得好："一年之计在于春。"春季是万物复苏的时节，同时也是养生保健的好时机。在阳光明媚的春季，宝宝应当如何穿衣？宝宝在饮食上应当注意些什么？宝宝的起居生活有什么讲究？宝宝应当如何进行运动？春季照顾宝宝不要进入哪些误区？在这里，你都将找到正确的答案。

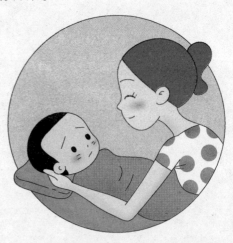

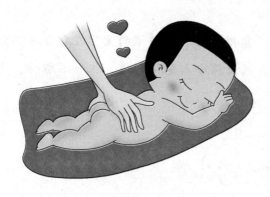

穿衣　　　　饮食

起居　　　　运动

按摩

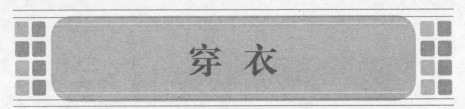

穿衣

俗话说得好："春捂秋冻。"娇嫩的宝宝在春天可不能穿少了，微凉和煦的春风虽然令人觉得舒适，但一不留神，宝宝就会被春风"入侵"。

 ## 掌握宝宝春季穿衣的三大重点

要想让宝宝健康成长并非易事，在穿衣方面，家长应根据季节的变化为宝宝增减衣服。温暖的春季来了，亲爱的爸爸妈妈们应该掌握宝宝春季穿衣的三大重点。

1.早晚比中午多一件

春天的早晨与晚上的气温，要比中午的气温低一些，所以，在每天早晚，家长应该为宝宝多加一件衣服，而且要尽可能地避免宝宝在此时外出。如果宝宝必须出去，那么家长一定要为宝宝做好保暖工作。

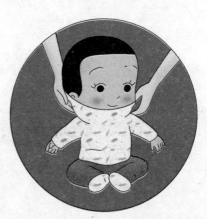

2.玩时比静时少一件

将厚厚的冬衣脱掉，换上十分轻便的春装之后，宝宝的小胳膊与小腿活动起来也更加灵活了。宝宝在床上爬来爬去，在地上来回打滚，可谓是越玩越起劲，鼻尖上经常冒着细密的汗珠。如果家长这个时候才想起来给宝宝减衣服，就稍微晚了些。专家认为，宝宝在玩耍的时候，应该比安静的时候少穿一件，并且穿得宽松一点儿。

3.室外比室内多一件

春季，阳光明媚，鸟语花香，正好是踏青的好时节，同时也是宝宝与大自然进行接触的好机会。年轻的爸爸妈妈不妨带宝宝到公园里走走，到林荫道上散散步，或者带着宝宝去远足。不过，在外出之前，家长应该给孩子多穿一件衣服，因为外面的风大，并且外界的气温要比室内的温度低一些。

宝宝穿衣"春捂"的四大标准

俗话说得好："春捂秋冻。"在温暖的春季，"捂"也是有一定的标准的。为了让宝宝得到更好的照顾，现在，我们来介绍一下"春捂"的四大标准。爸爸妈妈们一定要注意了哦。

1.气温：15℃为"春捂"的临界温度

专家通过大量的研究发现，对于婴幼儿以及老人等需要"春捂"的人群而言，15℃可以作为"捂"和"不捂"的临界温度。换句话说，当气温保持在15℃以上，而且相对稳定的时候，家长就不需要给宝宝"捂"。

2.温差：日夜温差大于8℃为"捂"的信号

春季的气温变化比较大，今天还是春风和煦，春暖花开，第二天就有可能寒流涌动，让你回味一下冬季的肃杀。面对如此多变的天气，家长应当根据天气的变化及时地为宝宝增减衣物。专家认为，当日夜温差大于8℃的时候，家长在为宝宝穿衣时，应该坚持"捂"的原则。

3.时机：冷空气到来前1~2天未雨绸缪

医学专家认为，不少疾病的发病高峰与冷空气到来以及降温持续的时间有着非常密切的联系。其中，感冒、消化不良最为明显，总是在冷空气到来前就提前登台。所以，家长要注意，"春捂"的最佳时机应当是气象台预报的冷空气到来前1~2天。如果晚了，那么就相当于雨后送伞了。

4.持续时间：7~14天恰到好处

随着气温的不断回升，家长给宝宝捂着的衣衫总是要减下来的。可是，如果减衣的速度太快，那么就失去了"捂"的效果。那么怎样才算"捂"到位了呢？医学专家发现：气温下降需添加衣物进行御寒，即便在此之后气温回升了，那家长也需要再给宝宝，尤其是身体虚弱的宝宝"捂"7~14天，这样，身体虚弱的宝宝才可以很好地适应。如果减衣速度太快，那么极有可能让宝宝冻出病来。

 宝宝春季穿衣要下厚上薄

在乍暖还寒的春季，很多宝宝出现了腹泻、腹胀、呼吸道疾病等，这极有可能是穿衣不当引起的。因此，专家提醒，宝宝春季穿衣应该"下厚上薄"。因为只要宝宝的肚子着凉，那么就非常容易诱发腹痛、腹泻等疾病。

宝宝的小腿与小脚对于外界的寒冷是最敏感的。如果宝宝的双脚受寒了，那么就会导致宝宝上呼吸道黏膜的血管收缩，继而其抵抗疾病的能力也会下降，这样一来，就很容易患上感染性疾病。可是，倘若宝宝的头部被捂得太热了，那么又很容易出现头晕、头昏以及焦躁不安等症状。因此，在屋内、风和日丽的天气时，家长应该保持宝宝的头部凉爽，这样才能使宝宝神清气爽。总而言之，在春季，宝宝的肚子、背部以及腿脚应穿得厚一些，而头部与心胸口相对来说应穿戴得薄一些。

给宝宝选购鞋子的五大注意事项

在小小一双鞋中，包含着巨大的学问。怎样给宝宝挑选一双适合其生长发育的好鞋呢？在为宝宝选购鞋子的过程中，爸爸妈妈们一定要注意以下5个方面：

1.材质

童鞋的材质最好应是布质的，尽可能不要购买皮鞋。因为脚部的神经与血管十分丰富，而皮鞋又比较硬，会对局部的神经血管产生压迫的作用，从而对宝宝脚趾、脚掌的生长发育产生不良影响。如果

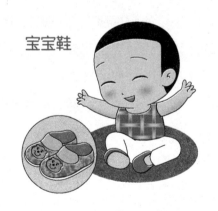

宝宝鞋

严重的话，还有可能导致脚部畸形。另外，皮鞋的透气性十分差，很容易引发脚气。而布鞋则十分轻便、舒适，并且透气性也不错，对于宝宝脚部发育很有利。

如果一定要购买皮制鞋，那么家长应尽可能地选择一些皮面柔软、透气性比较好的真皮鞋。家长可以购买以羊皮、棉布作为鞋面，以猪皮或者棉布作为里料的鞋，不要购买皮革或者塑胶成分做

成的鞋子，以免使宝宝脚部的皮肤受到伤害。

2.鞋底

家长在为宝宝选购鞋子的时候，最好选择帮底材料比较柔软、透气性良好的鞋。倘若鞋底过硬的话，那么就会不利于增强宝宝足弓的弹力，而且非常容易诱发幼儿平足症。倘若鞋面太硬的话，那么宝宝的脚趾很易受到压迫而影响正常发育。

3.鞋跟

有些妈妈可能会模仿明星孩子，让自己的宝宝穿稍微有些鞋跟的鞋子。实际上，这并非明智之举。因为高跟鞋会让宝宝的全身重心向前移动，很容易导致曲膝、翘臀、弓腰等体形变异，所以，宝宝的鞋跟最好不要超过2厘米。

4.松紧

宝宝的脚部肌肉与骨头都十分娇嫩柔软，如果鞋子比较窄小的话，就会束缚宝宝脚部肌肉以及韧带的发育，甚至可能造成足部畸形；而过于宽松的鞋子则会影响宝宝正常的行走与活动。因此，家长在为宝宝选购鞋子时，一定要松紧适当。具体来说，应该以宝宝穿上鞋子之后，家长还能够插进一指为宜，不要因为宝宝的脚长得很快而购买大一码的鞋子。

5.产品标签

在购买童鞋的时候，家长一定要注意查看产品的标签。因为产品标签中包含着产品的材料成分、使用方法以及注意事项等重要的信息，是保证消费者正确购买与使用产品的保证。

饮　食

春季阳气生发，处处都生机勃勃，但春季易感冒、易上火，确实让很多妈妈都感到为难。如何让孩子吃饱吃好不上火，这可离不开春季饮食中的学问。

 ## 阳气生发，填鸭式喂饭不可取

"宝宝，来，再吃一口，这是最后一口了。"相信所有的家长对这句话都不陌生。为了让宝宝多吃点饭，家长总是想法设法地往宝宝的嘴里塞东西。有的时候，家长还可能会"威逼利诱"，比如，"你吃不吃，再不吃，我打你了哦"，"宝宝乖，吃完了，妈妈给你买小汽车"等。总而言之，家长在宝宝吃饭上费尽了心思。

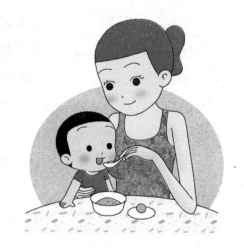

　　然而，实际上，宝宝每天吃多少不应该由家长决定。这种填鸭式的喂饭可能会将宝宝的胃撑大，最后造成小儿肥胖。因此，在现实生活中，家长应该尊重宝宝进食的意愿，不可硬逼着宝宝吃饭。

当宝宝表现出不想吃的样子时，比如摇头、眼神离开等，请爸爸妈妈们停止喂饭。特别是对于6~7个月大的宝宝，即便宝宝只吃了两三口就开始摇头不想吃饭了，家长也应该立即停下。否则，宝宝极有可能在家长填鸭式喂饭中，引发便秘、积食、肠胃不适等麻烦。

如果爸爸妈妈们实在担心宝宝吃不饱，那么可以遵从"少食多餐"的原则，当宝宝不想吃时，停止喂食。隔一段时间之后，家长再给宝宝喂食。

春季宝宝吃什么可以防上火

春天到了，天气越来越干燥，宝宝很容易上火。这个时候，家长让宝宝吃些什么食物，才能很好地防止上火呢？

（1）家长可以多让宝宝喝绿豆汤或者绿豆稀饭，因为绿豆性寒味甘，具有清凉解毒、清热解烦的功效。

（2）家长可以多让孩子吃些水果，比如柚子、梨等，这些水果不仅具有清热的功效，而且还可以润肺，尤其适合肺热咳嗽、吐黄痰、咽干而痛的宝宝食用。

（3）家长可以多让宝宝吃些清火蔬菜，比如，白菜性微寒，可以清热除烦，利二便；芹菜性寒凉，具有祛肝火、解肺胃郁热的作用，对于容易"上火"的宝宝很有利；莴笋性微寒，包含大量的水分，具有清热、顺气、化痰的作用，非常适于肺胃有热的宝宝食用。

适合宝宝春季吃的防燥食品

在气候干燥的春季，宝宝很容易感到燥热不安，情绪波动比较大。这个时候，家长可以为宝宝准备一些防燥的食品。

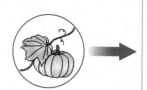

南瓜

南瓜可以很好地防止宝宝嘴唇干裂、皮肤干燥以及鼻腔流血等症状，可以有效地增强人体免疫力，对于改善春燥症状有着很好的效果。所以，家长可以适量让宝宝吃一些南瓜。通常，一天的量不超过一顿主食，但也不要太少了。

对于小点儿的宝宝，家长可以为宝宝做南瓜糊；对于大点儿的宝宝，家长可以为宝宝做南瓜拌饭；对于1岁以上的宝宝，家长还可以为宝宝做南瓜紫米粥。

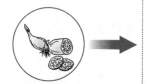

藕

鲜藕中包含不少很容易消化与吸收的碳水化合物、维生素以及微量元素等。藕具有清热生津、润肺止咳、滋补五脏、缓解燥热的功能。藕可以直接生吃，也可以与其他食品进行搭配。

对于6～12个月的宝宝，家长可以将藕与蜂蜜配合起来给宝宝吃，将藕切成小片，上锅蒸熟之后捣成泥，与蜂蜜一起混匀即可。对于12个月以上的宝宝，家长可以榨鲜藕梨汁给宝宝喝。

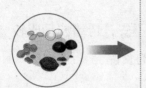

干果

如果人体中缺乏镁与叶酸，那么就特别容易出现焦虑的情绪。其中，镁是非常重要的强心物质，能够让心脏在比较干燥的季节中保证足够的动力。而叶酸则能够保证血液质量，从而使神经系统的营养吸收得到大大的改善。干果中含有大量的镁与叶酸，所以，在平常的时候，家长可以适当地让宝宝吃点干果，比如核桃、瓜子、榛子等。

适合宝宝春季吃的几种水果

春季是一个多病的季节，让宝宝多吃一些水果，可以帮助提高免疫力与抵抗疾病的能力。那么，春季宝宝应该多吃哪些水果呢？

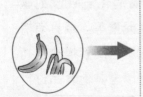

香蕉

香蕉是一种高热量水果，每100克香蕉中含378焦耳左右的热量，在某些热带地区香蕉还经常被视为主要粮食呢。香蕉的果肉中含有丰富的营养，每100克果肉中含有20克碳水化合物、1.2克蛋白质、0.6克脂肪以及多种微量元素与维生素。其中，维生素A可以促进生长，增强抵抗疾病的能力，是维持正常视力所必需的物质；硫胺素具有增强食欲、促进消化以及保护神经系统等功能；而核黄素则具有促进人体正常生长与发育的功能。香蕉中还含有一种令人愉悦的特殊物质，可以帮助内心软弱的人将悲观、烦躁的情绪驱散，从而保持平和与快乐的心情。

梨

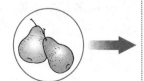

梨是一种能让人变得精力充沛的水果。梨中含有充足的水分，丰富的维生素A、B族维生素、维生素C、维生素D、维生素E以及微量元素碘，可以使细胞组织维持健康状态，帮助人体将毒素排出体外，而且还具有软化血管的功能，促使血液把更多的钙质送往骨骼。另外，梨还具有生津止渴、益脾止泻、和胃降逆的神奇功效。但是，宝宝在吃梨的时候必须要细嚼慢咽，这样才能更好地消化与吸收。

草莓

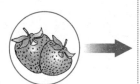

草莓中含有丰富的营养，而且营养的配比十分合理，其中，草莓中所含有的维生素C是等量的葡萄、西瓜、苹果的10倍。另外，草莓中还含有丰富的铁、葡萄糖、果糖、苹果酸以及柠檬酸等，可以很好地防治肺热咳嗽、嗓子疼以及长火疖子等。与此同时，因为草莓中含铁，所以也很适合贫血的宝宝食用。

饮食有讲究，吃青菜，喝蜂蜜

春季是宝宝生长发育最为迅速的季节，在饮食方面有着一定的讲究。专家认为，春季天气干燥，宝宝容易上火，食欲不振，消化不良，所以，这个时候，家长应当让宝宝多吃点青菜，多喝点蜂蜜。

因为青菜中含有丰富的叶绿素、纤维素等，都是人体生长发育不可缺少的营养成分。让宝宝适当地多吃点青菜，可以有效地促进消化，防止便秘，让宝宝更健康地成长。而蜂蜜具有润肺止咳、益气补中、润肠通便以及清热解毒的作用。在春季，家长多让宝宝喝点蜂蜜水，对于宝宝的健康发育非常有利。

起　居

　　春天，户外活动也变得频繁起来，当宝宝来到户外感受大自然的时候，妈妈们不仅要注意病菌的侵袭，还要留心许多春季带来的小麻烦。

宝宝牙齿黑，聪明妈妈巧护理

　　很多宝宝因为各种原因导致牙齿变得又黑又黄，十分难看。你家的宝宝有没有牙齿发黑的症状呢？如果你的答案是肯定的，那么你知道应该如何进行护理吗？

　　1.少吃含糖量高的食物

　　糖果、蛋糕等含糖量比较高的食物，其黏性非常强，很容易粘在牙齿的表面与缝隙当中，然后发酵产酸，最后使牙釉质受到腐蚀。当牙釉质被破坏之后，牙菌斑就聚集在坏牙齿的表面，使得牙齿变得又黄又黑，最终形成蛀牙。所以，在日常生活中，宝宝应少吃含糖量较高的食物。

　　2.多吃芹菜等"咀嚼食物"

　　对于宝宝来说，芹菜相当于天然牙刷。芹菜中含有丰富的粗纤维，在咀嚼的时候，那些粗纤维可以对牙面进行机械性摩擦清洗，从而将黏附在牙齿表面的细菌以及食物残渣擦去，而且你越使劲咀嚼就能越大地刺激唾液腺分泌唾液，从而起到清洁的作用。

与此同时，花椰菜、生胡萝卜以及豌豆等口感比较清脆的蔬菜，也是宝宝的"咀嚼食物"，这些蔬菜可以很好地将宝宝牙齿内细菌消灭。

3.注意口腔卫生

家长应该让宝宝养成定时刷牙、漱口的好习惯。另外，宝宝牙刷应柔软一些，握柄应适合宝宝的手掌，方便抓握，而刷头大小也应当适合宝宝的小嘴。与此同时，家长最好让宝宝使用专用的牙膏，不要让宝宝使用成人牙膏，因为成人牙膏很容易对宝宝的口腔黏膜造成伤害。

 ## 春暖活动多，防止宝宝意外跌伤

宝宝年龄越小，越容易跌落而受伤。据调查，1岁以下的宝宝发生跌落的概率高达54%，而1岁以上的宝宝也会经常跌落受伤。春天来了，天气转暖，宝宝也更爱动了，这个时候，家长一定不能掉以轻心。专家介绍，下面的措施可以帮助宝宝尽量避免意外跌伤。

（1）在宝宝换尿布或者衣服时，手不要离开宝宝，至少一只手护着宝宝。

（2）对于宝宝经常活动的场地，家长应定时检查是不是安全，比如，检查地面是不是平整等。

（3）在洗手间、洗手盆前以及楼梯等处放上防滑垫。

（4）当宝宝坐在有滑轮的学步车中时，家长要时刻注意安全，不要在有斜坡的地方长久停留，手最好不要离开学步车。

（5）当宝宝在学习骑车、溜冰的时候，家长应该为宝宝准备好防护用具，比如头盔、护膝等。

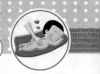

春天来临，防病工作也要重视

当寒冷的冬天走了之后，温暖的春天也随之而来。在享受这个季节的温暖时，家长们也要重视防病工作了。只有精心的呵护，小宝宝们才能无忧无虑地享受春天的美好。

1.预防感冒

春暖乍寒，宝宝很容易由于受凉、过度疲劳等原因，导致身体免疫力与抵抗疾病的能力下降。这个时候，感冒病毒与细菌就会乘虚而入。再加上如果室内不经常通风，细菌与病毒的密度就会升高，这也增加了宝宝患感冒的概率。要想预防感冒，家长应经常开窗通风，保持室内空气流通；不要怕麻烦，及时为宝宝增减衣物；鼓励宝宝多参加体育锻炼；注意安排好宝宝的饮食，做到营养合理而均衡。

2.预防传染病

春季是传染病十分流行的季节。为了预防宝宝患上传染病，对于宝宝的衣物、被褥等，家长应勤换勤洗勤晒；经常开窗通风，保持室内空气新鲜；尽可能地不要带宝宝去人太多的公共场所，减少被传染的概率；经常让宝宝用淡盐水漱口，保持口腔清洁卫生。

3.预防佝偻病

尽管春季天气变暖和了，但还是比较冷的，所以宝宝不愿意外出活动，那么与阳光接触的机会也不多。这很容易导致宝宝缺钙，甚至患上佝偻病。因此，家长应多带宝宝去晒晒太阳；在日常的饮食上，多让宝宝吃一些含钙、含维生素D等营养元素比较丰富的食物。

4.预防皮肤病

在温暖的春季，有些宝宝的脸上、眼睛四周经常出现一大片红斑，上面有又细又碎糠状的鳞屑，这在医学上被叫作单纯性糠疹，是一种皮肤病。其致病原因可能与春天多风，比较干燥或者日晒时间太长有很大关系。当然了，如果宝宝消化不良，体内缺乏维生素，也有可能患上此病。因此，家长不要让宝宝长时间在外面玩耍，避免长时间风吹日晒；多让宝宝吃一些富含维生素的蔬菜水果。另外，家长也可以适当地为宝宝擦一些专用的护肤品。

 ## 赤脚玩耍，有助于宝宝更聪明

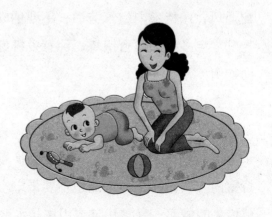

在日本，"赤脚"已经发展成了一门正式课程，比如，名声斐然的爱知大学附属幼儿园不惜花费700多万日元，撬开并搬走了院内的水泥地面，换上细细的沙土，以便让宝宝们光着脚丫在沙地上尽情地玩耍。

为什么日本要为宝宝赤脚玩耍开绿灯呢？原来，其根本原因是赤脚训练可以很好地帮助宝宝增强记忆力，让宝宝的大脑变得更加灵活、聪明。

脚是人体的运动器官，由骨骼、肌肉、肌腱、血管以及神经等组织构成。人的双脚上有66个穴位，而且很多穴位和内脏器官，尤其是大脑都有连接神经的反应点，这在医学上被叫作足反射区。

宝宝常常赤脚玩耍活动，可以有效地刺激足底的神经末梢感受器，使之变得兴奋起来，并且将这种兴奋传到中枢神经，然后通过人体中枢神经的反馈作用，发挥对各个器官，也包括大脑在内的调节功能，从而促使大脑思维的灵敏度以及记忆力得到大大的提高。

一部分科学家曾经就此提出了一个观点——要使脑袋灵，每天走万步。换句话说，宝宝赤脚玩耍、锻炼，能够健脑益智，提高宝宝的智力水平，让宝宝变得更加聪明。

 哄宝宝睡觉，读懂小脑袋易取胜

有些宝宝即便白天运动了很长时间，可是晚上睡觉之前，如果家长不陪他玩闹1~2个小时，他依然在床上翻来滚去，怎么也睡不着。为什么宝宝睡觉如此困难呢？家长只有读懂了宝宝小脑袋中装的是什么，才能对症下药，迅速地哄睡宝宝。

1.消除宝宝睡前恐惧

对于2~3岁的宝宝来说，入睡困难的主要原因就是睡前恐惧，比如，宝宝觉得在这黑乎乎的房间中藏着非常恐怖的东西，又比如，宝宝总觉得壁橱中有一个大妖怪。据相关统计，具有夜间恐惧的宝宝高达70%，这是学龄前宝宝想象力发育的重要组成部分。

倘若宝宝害怕有妖怪，家长不要只是单纯地告诉宝宝，不必害怕，这个世界上根本没有什么妖怪。因为这对于宝宝而言没有多大的作用。家长可以顺着宝宝的思路，配合自己的想象力将故事续编，从而帮助宝宝有效地缓解焦虑情绪。比如，家长可以在一个装水的喷雾瓶上，贴一个"斩妖除魔"的标签，然后，在宝宝临睡之前，将宝宝的房间喷洒一遍，并且告诉宝宝，喷上这种药水之后，无论什么妖魔鬼怪都会被杀死。

　　2. 让宝宝知道噩梦不会发生

　　4～6岁的宝宝已经可以算得上是一个小大人了，他们的思想中的东西已经接近成人了。如果宝宝白天遇到了什么不开心的事情，很有可能会在梦境中重演，甚至恶化，这让宝宝感到非常伤心与恐惧，甚至对睡眠产生焦虑之感。

　　家长可以尝试着对宝宝说，通常晚上做噩梦是因为第二天会有好事情发生，实际上，梦境与现实正好是相反的。家长这样的解释可以让宝宝稍稍安心，可能会考虑并且相信此事。

　　另外，家长也可以试着借助一些物品，比如彩色珠子、金属线以及羽毛等，将它们放到宝宝的床边，并且对宝宝说，它们具有神奇的力量，可以保护宝宝，让宝宝晚上不会做噩梦。这样的做法，具有一定的积极作用，可以帮助宝宝缓解焦虑情绪，从而降低做噩梦的概率。

除此之外，家长也可以鼓励宝宝晚上做噩梦的时候，在潜意识中将"频道"进行转换，就好像转换恐怖的电视节目一样。或者建议宝宝翻过枕头，再次入睡。这些看似简单的动作，却可以为宝宝带来不一样的感受，从而提高睡眠质量。

安度春天，两个宝典宝宝长得壮

盼望着，盼望着，春天来了。而春天盛行的各种疾病也接踵而至，危害宝宝的身体健康。亲爱的家长朋友，你们知道如何做才能让宝宝安度美丽的春天吗？下面介绍2个能让宝宝长得更壮的宝典。

宝典一：早睡早起

随着科技的不断发展，供人消遣的玩具、游戏等也变得五花八门了。于是，现代人就养成了晚睡晚起的习惯。而很多年龄不大的宝宝也是如此，晚上玩到很晚才睡，早上一直睡到很晚才起床。殊不知，这种生活方式是不健康的，不利于宝宝的生长发育。专家建议，宝宝在晚上9时

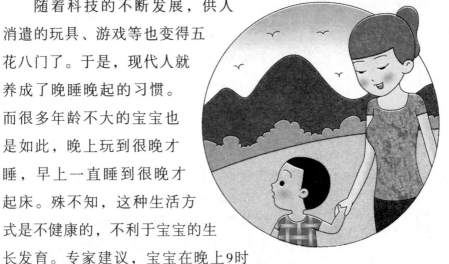

左右，就应该上床睡觉了；在早晨6时左右就可以起床了。当然了，宝宝也不一定必须是9时睡，6时起，但是总的原则是"早睡

早起"。

宝典二：常到户外活动

在风和日丽的春季，家长可以带宝宝去户外踏踏青、赏赏花、登登山、放放风筝、做做游戏等，这可以让宝宝的精神变得更加愉快，气血变得更加通畅，对于春阳之气的生发十分有利，能够促使宝宝一身之阳气活泼地运行，与春阳萌生、蓬勃向上的自然规律相符。

户外活动可以锻炼宝宝的体能，而大自然中的花草树木，则可以很好地激发宝宝的追逐欲望。这个时候，根本不需要家长苦口婆心地做动员工作，宝宝就会积极主动地迈着蹒跚的脚步，踏青登高，不知疲倦地奔跑，陶醉在美丽的大自然中。与此同时，宝宝的意志也得到了很好的锻炼。

春季宝宝助长，要做到"三好一足"

春天是宝宝长个儿的黄金季节，家长应抓住这个机会，做好"三好一足"，争取让宝宝长得更高更好。那么，"三好一足"到底指的是什么呢？

① 吃得好

专家认为，在宝宝的生长与发育时，药补不如食补。春季是宝宝生长发育速度最快的时候，身体对营养物质的需求相较于其他季节也增加了许多。因此，在此时期，家长应该为宝宝准备丰富而合理的膳食，让宝宝吃好，这才是春季宝宝助长的关键所在。

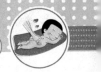

② 睡得好

专家通过研究发现，春季，宝宝需要更多的睡眠。因为宝宝一半以上的生长激素都是在夜晚熟睡的时候分泌出来的。倘若由于各种原因而使得宝宝的夜间睡眠受到影响，那么就会对生长素的分泌造成不良影响。春天是宝宝生长的黄金阶段，如果能有充足的睡眠，那么将大大有利于宝宝的生长。反之，倘若宝宝缺乏睡眠，那么必然会影响其生长发育。因此，在这个时候，家长应该保证宝宝的睡眠，让宝宝睡得更好更香甜。

③ 心情好

当宝宝身心舒展时，可以很好地促进生长激素的分泌，让宝宝长得更高。春季是一个充满活力的季节，不管是在心理上还是在生理上，宝宝都渴望好好活动一下。所以，在温暖的春天，家长可以多带宝宝去户外活动，陪宝宝尽情地游戏、玩耍，让宝宝每天都生活在开心快乐之中。这样一来，就可以很好地刺激宝宝，使其生长激素的分泌达到最高峰。由此可见，心情好是促进宝宝长个儿的一大秘诀。

④ 运动足

专家表示，运动能刺激宝宝长高。因为运动可以很好地促进长骨骨骺软骨细胞的增殖，增加骨钙的沉积，从而促使宝宝长个儿。与此同时，在运动的时候，宝宝全身血液循环会加快，生长激素的分泌量也会增加，让宝宝长得更高。因此，在这个阶段，家长应该让宝宝保持充足的运动，比如，对于6个月以内的宝宝，家长应该让宝宝主动或者被动地多翻翻滚，伸伸胳膊，蹬蹬腿。

给宝宝的玩具消毒注意四个要点

在现实生活中，几乎每个宝宝都有很多玩具，而且不少宝宝还有啃咬玩具的坏习惯。因此，作为家长，应该经常对宝宝的玩具进行消毒，尤其是那些塑料玩具，否则，极有可能诱发宝宝消化道疾病。而且，不同的玩具具有不同的消毒方法。

（1）对于塑料玩具，家长可以利用肥皂水、漂白粉以及消毒片稀释之后浸泡玩具，等到30分钟左右后捞出来，再用清水冲洗干净，最后用干净的布擦拭干净或者将其晾干。

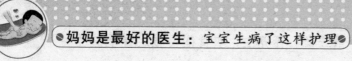

（2）对于布制的玩具，家长可以利用肥皂水刷洗玩具，然后用清水冲洗，最后，将布制的玩具放在太阳光下暴晒，直到晒干为止。

（3）对于耐热、耐湿并且不褪色的木制玩具，家长可以利用肥皂水浸泡之后，再用清水冲洗，最后将玩具晒干即可。

（4）对于铁制玩具，家长可以将玩具放在阳光下暴晒6小时，这样就可以起到杀菌的目的了。

运　动

　　春天注定是美好的，宝宝们到了春天也更爱动了，一个个有趣的户外小游戏，会吸引着他们乐不思蜀。妈妈如何在运动中照顾好玩兴正浓的宝宝呢？不妨来看看下面的内容吧。

 春季宝宝运动选对时间、服饰

　　俗话说得好："一年之计在于春。"在这草长莺飞的季节中，家长应该多带宝宝出去运动运动，这样宝宝才能健康茁壮地成长。可是，对于宝宝应该在什么时间运动，运动的时候穿什么衣服，爸爸妈妈们了解多少呢？

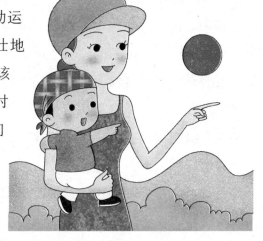

　　1.时间的选择

　　科学研究表明，早晨6时左右是一天当中空气污染的高峰期。等到太阳出来之后，各种各样的植物花草便开始进行光合作用，慢慢地释放氧气，于是，空气也被慢慢地"改良"了。因此，家长最好在太阳出来之后再带宝宝出去运动。通常来说，上午8：00～9：00，下午3：00～4：00这两个时间段，是宝宝运动的最佳选择。

2.服饰的选择

当家长带宝宝出去运动时，应该让宝宝穿一些通透性比较好的衣服，以便汗液更好地挥发，从而可使宝宝出现感冒与汗斑等症的概率大大降低。而且，宝宝的衣服应当松紧适度，穿着十分舒服，活动也非常惬意。除此之外，家长还应该为宝宝准备一双松软并且轻便的鞋子，这样宝宝的运动才能变得更加轻松、灵活。

增高长个儿，适合宝宝的春季运动

春季，宝宝参加什么项目的锻炼对长高有帮助呢？通常来说，最有效的锻炼项目是跑步、跳跃、引体向上、游泳、慢走、跳绳等。

其中，宝宝参加跑步、跳跃运动，主要起到的是牵拉肌肉与韧带，对骨骺软骨产生刺激，使之快速增生的作用；引体向上则可以使宝宝的脊柱得到拉伸，使宝宝的脊柱尽可能地进行伸展，从而促进宝宝脊柱的增生；宝宝在游泳的时候，用力地使脊柱得到伸展，各种蹬夹腿的动作，再加上水的浮力，都会很好地促进宝宝脊柱与四肢的增长。

另外，宝宝参加慢走、跳绳等运动，可以充分地刺激肌肉、关节以及骨骼，从而促进宝宝长高。

在这里，需要注意的是，人的内分泌还在很大程度上影响着其身高。所以，宝宝在运动的时候，千万不能过量，以免使夜晚的睡眠受到影响，从而打乱宝宝的内分泌，影响长个儿。

踢球：球的大小因人而异

在春暖花开的季节，踢球是一个不错的运动。让宝宝将球从一个地方踢到另一个指定的地方，可以很好地锻炼宝宝的短跑能力以及"击中"目标的准确性。那么，亲爱的家长朋友，你们知道怎样与宝宝玩这个游戏吗？

适应年龄

这个游戏适合1岁半以上的宝宝。通常来说，宝宝在1岁半的时候就可以走稳了。这个时候，家长可以为宝宝准备一个小皮球，然后耐心地教宝宝踢球或者拍球。年龄在3岁以上的宝宝还可以玩手传球以及投球游戏。

运动要求

爸爸或妈妈与宝宝距离3~5米站立，首先，由爸爸或妈妈将小皮球踢给宝宝；然后，让宝宝利用相同的方法将球踢给爸爸或妈妈。宝宝可能会由于力气较小或者较大，导致球跑错了目标。这个时候，家长应该让宝宝自己去捡，其目的就在于让宝宝多跑跑。随着运动时间的增加，宝宝的"技艺"也会不断提高。在这种情况下，家长可以有意识地将与宝宝之间的距离慢慢地拉大，增加难度，比如，故意将球踢到别的方向，这样一来，宝宝的快速反应能力就会得到锻炼。当然了，家长也可以让宝宝与其他小朋友玩这个踢球游戏。

注意事项

球的大小应根据宝宝的年龄确定，随着宝宝的不断成长，球的大小可以相应调整。当然了，如果宝宝虚弱多病，在玩这个游戏的时候，也可以选择一个较小的球。另外，踢球场地应尽可能选在比较安静、车辆较少、障碍物较少的地方，以免被车辆碰伤或者被障碍物绊倒，摔伤。

轮滑：配护膝、护肘、护腕

轮滑，又被称为滚轴溜冰或者滑旱冰，是一种适合宝宝的运动方式。不过，在教宝宝进行这项运动之前，家长应该对这项运动有所了解。

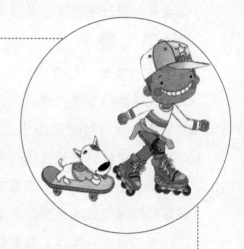

适应年龄

这项运动合适3岁以上的宝宝。通常来说，当宝宝长到2岁多的时候，就可以开始与轮滑进行接触了，但是，要想真正学会这项运动恐怕要等到3岁或者3岁以上了。

运动要求

在正式滑动之前，宝宝的两只脚应该分开、站稳，与肩一样宽，膝盖稍微弯曲；身体略微向前倾斜，整个重心向前移动；

抬起头来，眼睛平视前方；两只脚交替使劲向斜后方进行滑动，使脚与身体呈不太大的角度；在滑动的时候，两只手臂应该一前一后地进行摆动，从而保持身体的平衡。

对于刚开始学习的宝宝，家长可以先为宝宝换上轮滑鞋，然后训练宝宝在原地走基本的步伐，或者让宝宝像平常走路一样，让宝宝尽快找到在滚轴上面站着与走动的那种感觉。刚开始时，宝宝不容易站稳，这时，家长可以抓着宝宝的手，充当孩子的拐棍，等到宝宝找到平衡之后再放开手，让宝宝自己体会一下"滑"的乐趣。

注意事项

在宝宝进行运动的时候，家长必须给宝宝配上护膝、护肘、护腕，即便宝宝已经非常熟练地掌握了轮滑的技巧，家长也不可以忽略这项安全措施。运动的地点应该选在道路比较平坦、来往行人较少的地方。

滑板车：选择地平人少的地方

滑板车与轮滑一样，可以使宝宝平衡感、灵敏性以及协调能力得到很好的锻炼。二者不一样的地方就是，轮滑大多依靠人的四肢来保持平衡，而滑板车则凭借人的两只手来把握平衡。

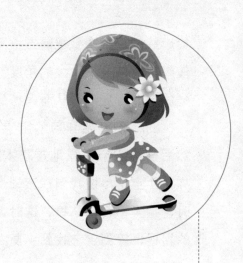

适应年龄

这项运动适合3岁半以上的宝宝。当宝宝3岁半以上的时候，就可以学习滑板车了。不过，在宝宝学习滑板车之前，家长最好先让宝宝学习骑自行车。这样可以让宝宝更好地掌握扶把的技巧。

运动要求

双手握住车把，抓住就可以了，不过，也不用抓得太紧，以便车把可以顺利调整方向；一只脚踏在车板上面，另一只脚踩在地上，然后使劲向后蹬去，等到车走了之后，之前在地上向后蹬的脚抬起来或者放到车板上；向后蹬的时候，用力越大，频率越高，车子走得就越快；倘若想要让车停下，那么之前向后蹬的那只脚踩闸就可以了。

注意事项

通常运动的地点最好选择地面比较平坦、来往行人比较少的地方，可以是石砖路，也可以是柏油路，但是不宜在非常光滑的大理石地面进行运动。车把的高度应适当，不能太高或太低，最好到宝宝的胸部，这样，宝宝就不会感到吃力，而且也有利于宝宝握把。另外，速度应该适中，不能太快，否则，容易发生危险。

按 摩

　　轻柔的肌肤接触不仅有助于安抚宝宝的情绪，还能促进宝宝的发展，增进亲子间的情感交流。当然，不同部位按摩和不同的按摩方法，达到的效果也不一样。

 ## 增高长个儿，春季这样给宝宝按摩

　　推搓涌泉穴，俗称"搓脚心"，是中国流传了很久的养生保健按摩手法之一。在宝宝生长旺盛的春季，家长可以为宝宝按摩涌泉穴，不仅可以强健身体，而且有利于预防疾病。

【按摩步骤】

　　（1）让宝宝平躺在床上。

　　（2）妈妈用左手抓住宝宝的左脚踝，固定，用右手握住宝宝的左脚，四指放在宝宝的脚背上，拇指弯曲，放在宝宝的涌泉穴上。

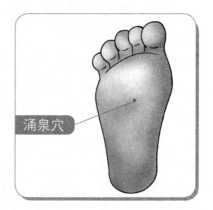

涌泉穴

　　（3）用拇指的指腹从下向上推按宝宝的涌泉穴，持续1～3分钟。

　　（4）换宝宝的右脚，重复上述动作。

【按摩效果】

　　散热生气，消除烦躁，促进生长。

【注意事项】

（1）在给宝宝按摩的过程中，家长应该注意力度一定要适中，不可以过大，也不可以过小。

（2）每次按摩的时间不要太长，通常3～10分钟最佳。

 增强抵抗力，给宝宝捏脊

捏脊是中医儿科中十分常见的一种治疗手段，它不但可以治病，还可以强身，且无副作用，算得上是一种绿色疗法。

【按摩步骤】

（1）让宝宝俯卧在妈妈的怀里，背部保持放松、平直。

（2）捏脊者站在宝宝的后面，两手的中指、无名指和小指呈半拳状。

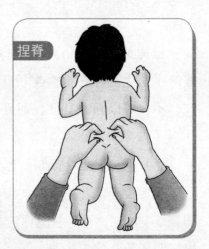
捏脊

（3）食指半屈，用双手的食指中节靠近大拇指的侧面，抵在宝宝的尾骨处；大拇指和食指相对，向上微微捏起皮肤，并向上捻动。两手交替，沿着脊柱尾端的长强穴（肛门后上方3～5厘米的地方）两边向上边推边捏边放，一直推到大椎穴（颈后平肩的骨突部位），如此，就算完成了一遍。

（4）用两拇指分别自上而下揉按脊柱两侧3～5次。

（5）每天捏1次，连续7～10天为1个疗程。

【按摩效果】

（1）小儿捏脊疗法十分适用于小儿脾胃虚弱引发的疳积、厌食、呕吐、便秘、慢性腹泻、消化不良等疾病。

（2）夜啼、睡眠不安。捏脊疗法对脾胃具有一定的调理作用，让其可以正常运行。脾胃功能正常了，宝宝就不会出现腹胀、腹痛等现象，当然可以安心入睡了。

（3）肺系疾病。宝宝反复感冒、咳嗽，在西医中称为免疫力低下，中医学认为，是小儿阴阳不调所致。捏脊通过刺激督脉和膀胱经，可以调节阴阳，健脾利肺，进而达到增强免疫力的作用。

（4）小儿捏脊可以在很大程度上刺激脊柱两侧的植物神经干和神经节，可以起到防遗尿、止汗的作用。

（5）对于身体健康的宝宝来说，捏脊还可以提高其智力，让五脏六腑趋于完善。

【注意事项】

（1）捏脊的时候室内的温度要适中，捏脊者的手要温暖，手法要敏捷、轻柔，用力要均匀，中间最好不要停止。

（2）每一次进行的时间不要太长，通常3～5分钟最佳。

（3）在治疗期间宝宝不要食用油腻的食物，也不要过多食用生冷食物。

（4）宝宝背部皮肤出现破损，或是患有皮肤病、发热的时候要暂停治疗。

（5）捏脊疗法最适合的年龄段是6个月以上到7岁左右的宝宝。年龄太小的宝宝皮肤娇嫩，力度掌握不好容易造成皮肤损伤；年龄过大则因为背肌较厚，不容易提起，穴位点按不到位还会起到相反的效果。婴儿必须在会翻身自行俯卧的时候才可以进行捏脊疗法，如果婴儿太小，强行使其行俯卧位，很有可能会造成婴儿不必要的损伤，甚至在捏脊过程中出现窒息。

预防腹部绞痛，腿脚按摩能奏效

中医学认为，引发腹部绞痛的原因有很多，比如受风受寒、乳食积滞、脏腑虚冷等。通常来说，家长可以利用下面的按摩手法来给宝宝进行预防与治疗。

【按摩步骤】

（1）妈妈将宝宝放在床上，也可以让宝宝躺在自己的大腿上。

（2）妈妈用轻柔的声音与宝宝讲话，让宝宝慢慢地放松下来。

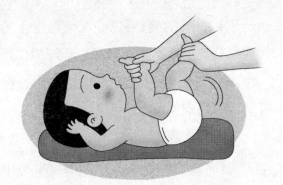

（3）妈妈先由宝宝的脚部开始，用一只手将宝宝的一只小脚握住，然后，用另外一只手轻轻地从宝宝脚踝开始向上进行按摩。

（4）当妈妈的手移到宝宝大腿的时候，轻轻地搓着，接着，再由宝宝的大腿轻抚到宝宝的足踝。

（5）换宝宝另一条腿，重复上述动作。

【按摩效果】

活血通经，促进血液循环，可以有效地预防并治疗腹部绞痛。

【注意事项】

（1）在按摩的时候，妈妈的手部要温暖，手法要敏捷、轻柔，用力要均匀。

（2）在按摩的过程中，室内的温度要适中，不要让宝宝着凉。

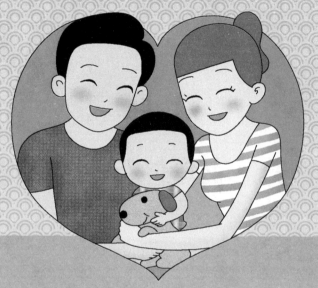

妈妈是最好的医生：宝宝生病了这样护理

第四章

夏养长，衣食住行一个不能少

在鲜花盛开的夏季，妈妈应当如何护理宝宝，才能让宝宝身体健康，快乐成长呢？你的心中是否有正确的答案呢？要知道，如果想要照顾好宝宝，妈妈就应当弄清楚宝宝在夏季的穿衣、饮食、起居、运动、按摩以及误区方面的知识。作为妈妈，你准备好了吗？

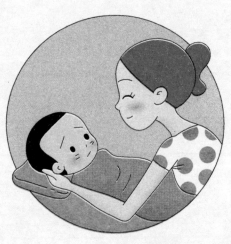

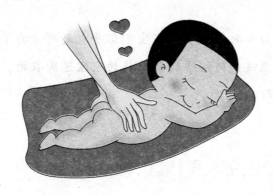

穿衣

饮食

起居

运动

按摩

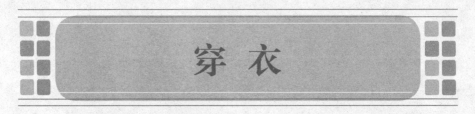

穿 衣

夏季炎热，且白天时间较长，宝宝们似乎也更有活力了。但面对酷暑天气，应该如何给娇弱又怕热的宝宝选购衣物，成了不少妈妈的大难题。

 ## 夏季如何给宝宝"量体选衣"

夏日炎炎，为了让宝宝更凉爽舒适一些，有些家长干脆就不让宝宝穿衣服，让其光着身子。专家表示，夏季，宝宝不穿衣服有害身体健康。那么，家长应该怎样给宝宝"量体选衣"呢？

1.尽可能选择棉质或者丝绸的衣服

因为宝宝的皮肤非常娇嫩，所以在选择衣服的时候需要特别注意。而且夏天的衣服大多都是贴身穿的，所以，应该选择比较柔软、透气、能吸汗，同时又可以保护皮肤的衣服，因此棉质或者丝绸的衣服是最为明智的选择。

2.衣服宜大不宜小

宝宝长得非常快，所以，衣服宜大不宜小。如果宝宝的衣服太小，那么宝宝穿上后就会紧绷绷的，非常不舒服，不利于孩子健康成长。另外，妈妈在为宝宝选择松紧带的衣服时，尤其要注意松紧带不能太紧。其主要原因就在于松紧带会对胸部与腰部产生压迫作用，使得宝宝的胸廓变形。总而言之，妈妈在为宝宝挑选衣服时，应坚持"宜大不宜小"的原则。

3.衣服做工要精细

如果宝宝的衣服做工不够精细，稍微有点摩擦，就可能使宝宝娇嫩的皮肤出现痕迹。再加上宝宝天生爱动，长时间的摩擦很容易损伤宝宝的皮肤，进而引发感染。因此，妈妈在为宝宝选择衣服，特别是夏天以及贴身穿的衣服时，必须选择那些做工比较精细的衣服。通常来说，做工比较精细的衣服，都不会将标签缝在衣服里面，而且针脚也非常小，线头在外面，以免对宝宝的皮肤产生刺激。

除此之外，妈妈在给宝宝购买新衣服之后，还要注意对衣服的拉链进行检查，查看接缝等处缝制是不是平整，以防磨伤宝宝娇嫩的肌肤。

 ## 怎样才能把握宝宝的穿衣件数

炎热的夏季来了，宝宝应该穿多少衣裳，成为了很多妈妈困惑不解的问题。如果给宝宝穿得太多，妈妈们担心宝宝会热坏了；如果给宝宝穿得太少，或者不穿衣服，倒是十分凉爽了，但是妈妈们又担心宝宝会着凉，引发感冒。那么，妈妈到底应该怎样把握宝宝的穿衣件数呢？

专家表示，在烈日炎炎的夏季，宝宝穿得太多或者太少都不好，都容易生病。至于宝宝具体应该穿多少衣服，妈妈们不妨参考下面的建议。

1.1岁以内的宝宝

1岁以内的宝宝平时的活动量非常小，所以，穿衣服的件数与成人差不多就可以了，但是千万不要参照其祖父母穿衣的件数。

2.1岁以上的宝宝

1岁以上的宝宝大部分都喜欢玩耍、活动，经常出很多汗，所以，这些宝宝穿衣服的件数应该比成人少一件。

宝宝夏季穿衣两大注意事项

随着气温不断升高，炎热的夏季越来越近了。为了更加凉爽一些，大人们的衣服是越穿越少了。其实，对于大人而言，夏季多穿或少穿一件衣服并没有多大的区别。可是，宝宝却不能这样。那么，宝宝夏季穿衣需要注意些什么呢？

宝宝穿衣，薄厚应适宜

1.根据环境增减衣服

夏季的气温很高，大部分人都喜欢待在清凉的空调房中，小宝宝也不例外。然而，专家提醒家长，倘若宝宝与家长都在房中的话，那么空调的温度不能调得太低，最好保持在26~28℃，而且尽可能保持不变，不要频繁地调整房中的温度，以避免宝宝因为着凉而生病。倘若家长有事情，需要带着宝宝外出，因为室内外温差大，所以家长应及时为宝宝增减衣服。

2.勤换衣服

宝宝的汗腺十分发达，分泌非常旺盛，再加上宝宝天性爱动的特点，到了天气炎热的夏季就更容易出汗了。倘若宝宝被汗水浸湿的衣服没有及时更换，那么宝宝很容易患上感冒。倘若家长让宝宝穿很厚的衣服，那么宝宝非常容易出现中暑、腹泻等症状。所以，妈妈应及时为宝宝更换并清洗衣物、被单以及枕巾等。只要有衣服被汗水浸湿或弄脏了，妈妈就应当及时换掉，避免宝宝因为这个原因而患上皮炎等皮肤性疾病。此外，不少宝宝都容易流口水，所以，家长应注意为宝宝勤换衣服。

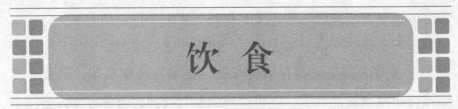

饮 食

夏季燥热，孩子又不能像大人一样喝冰水解暑，这可让宝宝们受了罪。想要帮助孩子在健康的饮食中度过炎炎夏日，妈妈们一定不能错过下面的这些小窍门。

♥ 健康饮食，大夏天不长小痱子

夏季的天气非常炎热，很多妈妈总是为宝宝身上长痱子而头疼。其实，妈妈们不用太担心，只要饮食恰当，痱子是完全可以预防的哦。

① 西瓜 ➡ 西瓜不但可以清热解暑，凉血止渴，而且还能有效地预防痱子。所以，在夏季，妈妈不妨让宝宝适量地吃点西瓜。另外，妈妈还可以将西瓜皮清洗干净切片熬汤，也可以制作成菜肴食用，都对预防痱子有良好的效果。

② 苦味食品 ➡ 营养专家表示，苦瓜具有促进消化吸收、增强食欲、清热解暑的作用。所以，妈妈可以适当地让宝宝多吃点苦味食品，从而有效地预防痱子。

③ 三豆汤 ➡ 所谓"三豆汤"，就是将绿豆、赤豆、黑豆放到一起熬制成汤。三豆汤能够健脾利湿，清热解毒，被称为夏季小儿保健佳品。所以，妈妈不妨让宝宝多喝点。

如果宝宝已经长了痱子，那么，妈妈可以用冬瓜煎汤，让宝宝饮用，每天1次。也可以用绿豆与鲜荷叶加水煎服，每天1次，对于治疗痱子有很好的效果。

妈妈巧喂养，宝宝湿疹难猖狂

倘若你家的宝宝不幸患上了湿疹，那么，妈妈在喂养方面应注意以下几点：

（1）给宝宝喂奶之后，倘若奶汁流入宝宝的颌下与颈部间，很容易使宝宝湿疹蔓延，因此，妈妈在喂奶之后，应该将宝宝的背部托住，让宝宝立起来，趴在妈妈的肩膀上，妈妈轻轻拍打宝宝背部，等到宝宝打出嗝后，再将宝宝放下，防止宝宝吃奶后外溢。

（2）患有湿疹的宝宝，在添加辅食时，有不少过敏物质会使其湿疹加重，所以，妈妈在给宝宝添加辅食时应当一种一种地加。加完一种食物后，要对宝宝的湿疹进行观察，倘若无任何变化，那么就可以放心食用了。倘若湿疹加重，那么应马上停止食用。

（3）在宝宝饮食上，妈妈应准备容易消化吸收的食物，并且定时定量，这样才能保证宝宝大便顺畅，消化正常。妈妈尽可能地少让患湿疹的宝宝吃鱼、虾、蟹，因为那些食物会加重宝宝的病情。

夏日为宝宝搭配三款营养早餐

夏日炎热，宝宝的胃口逐渐变差，很多宝宝都不愿吃早餐了，但这对其生长发育是很不利的。下面我们为家长推荐3款适合宝宝的营养早餐，赶紧试一试吧。

果仁玉米粥

【原料】细玉米面、花生米、核桃仁、黑芝麻、白芝麻、白糖、葡萄干、碎果仁各适量。

【做法】①把花生米、核桃仁与黑芝麻、白芝麻炒熟了碾碎。②在锅中放水，用温水将细玉米面调匀，水开之后，把调好的玉米面倒入锅中进行搅匀，再开锅的时候就成了玉米面糊糊。③把适量的白糖、葡萄干以及碎果仁倒入锅内搅拌均匀，煮开即可。

酸奶魔蛋

【原料】鸡蛋1枚，香菜末、柠檬汁、酸奶、精盐各少许。

【做法】①鸡蛋煮熟剥壳，沿长轴对切后，将蛋黄取出，蛋白放在一边备用。②把蛋黄放于小碗中捣碎，再加入酸奶、香菜末、柠檬汁、精盐，搅拌均匀；把蛋黄放回到蛋白中即可食用。

栗子凉糕

【原料】栗子500克，白糖250克，冻粉25克。

【做法】①在栗子壳上划出十字口，煮熟之后捞出来，将外皮剥掉，然后捣成栗子泥。②将冻粉清洗干净，放到锅中，加入清水、白糖，熬到溶化，把栗子泥放进去搅匀，然后再倒入搪瓷盘中晾凉，最后切块装盘即可。

宝宝营养开胃的鸡蛋美食

营养专家认为，鸡蛋含有蛋白质、维生素、矿物质等营养成分，对于宝宝的健康成长非常有利。所以，我们就给妈妈介绍几种既简单又开胃的鸡蛋美食吧。

🍃 鸡蛋三明治

【原料】咸面包片3片，鸡蛋2枚，火腿2片，黄油10克。

【做法】①将面包片先放进烤箱里烤到微黄之后备用。②将鸡蛋打散，在平锅中放入适量的黄油，然后将蛋液倒进去铺开，将火腿肉放进去，片刻之后取出后用刀一分为二，备用。③在一片面包上抹上黄油，铺上火腿、鸡蛋，将第二片面包盖在上面，然后再放上火腿鸡蛋。④在第三片面包上抹上黄油，并且油面向下覆盖，然后再对角切成两个三角形就可以了。

🍃 水蒸鸡蛋糕

【原料】自发面粉200克，鸡蛋3枚，黄豆粉50克，白糖100克，香草香精3滴。

【做法】①将鸡蛋打入碗中，并且将蛋黄与蛋清分开。②将蛋黄搅匀之后，放入面粉与黄豆粉。③一边用力打蛋清一边逐渐地加入白糖，直到打出了泡，发硬，接着，放入面粉糊里，并且滴一些香精。④在盛器的四周先抹上适量的黄油，然后再把调好的面粉糊放进盛器中，隔着水蒸20~25分钟就可以了。

宝宝夏季喝的清凉滋补汤粥

聪明的妈妈都知道，对于生长速度极快的宝宝来说，需要全面地补充营养，周到的照顾从饮食开始。那么，在炎热的夏季，妈妈不妨试试下面2款有益于宝宝健康成长的汤粥。

🍃 翡翠白玉汤

【原料】豆腐片、胡萝卜各50克，生菜300克，家乐浓汤宝（猪骨浓汤口味）1块。

【做法】①将生菜清洗干净，将胡萝卜清洗干净后切片，备用。②在锅中放入适量的水，等到水煮沸之后放入一个家乐浓汤宝，将生菜、胡萝卜以及豆腐片放进去，煮熟就可以了。

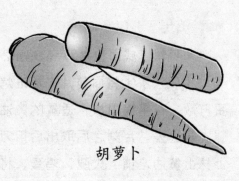

胡萝卜

 鱼腩粥

【原料】鱼腩、大米各100克，家乐浓汤宝（浓滑鱼汤口味）1块，香葱、料酒、胡椒粉、姜粉各适量。

【做法】①将鱼腩切成片状，用料酒、胡椒粉、姜粉腌制入味。②依据1:6的比例将大米与清水放进锅里，再放入家乐浓汤宝，然后转小火缓缓地熬上30分钟。接着将腌好的鱼腩片放进去，煮5分钟之后将香葱放进去就可以了。

 天热喝冰水，当心宝宝会"伤心"

在天气异常炎热的夏季，来一杯透心凉的冰水似乎是一件非常爽的事。所以很多人，也包括年纪很小的宝宝都喜欢在天热时喝冰水。殊不知，这很容易伤害宝宝的小心脏。

研究表明，在满头大汗或身体温度比较高时，如果喝下很多冰水，那么心脏的负荷就会非常大，很容易让"心"受伤。

因为食道和心脏挨得很近，所以运动或出汗之后喝冰水就会促使心脏跳动速度加快，使身体的温度急剧下降。当人体的体温比较高、出汗时，人体的血管就会处在扩张状态中，倘若此时灌入一杯冰水，那么整个身体的血管就会马上收缩，这将会对散热产生不良影响，并且将身体的调节机能打乱，血压也会忽然上升，很容易引发各类心脑血管疾病，心脏也会受到"伤害"。

起 居

炎热的夏季里，宝宝热了怎么办，宝宝出汗了怎么办，该怎么做才能让宝宝既凉爽了又不会生病，这些妈妈们都知道吗？夏季里呵护宝宝不生病，家长来看一看吧。

 ## 对付汗水，宝宝皮肤清爽一夏

夏季天气炎热，宝宝很容易出汗，而且宝宝的皮肤调节功能还没有发育完善，因此，不少宝宝总是全身"湿乎乎"的，就好像刚从水中出来似的。所以，这个时候，妈妈应该及时对宝宝的皮肤做好护理工作，否则，宝宝的皮肤极有可能由于长时间被汗水"泡着"而出现软化的现象，甚至糜烂，导致宝宝患上各类皮肤病。

那么，妈妈应该怎么做呢？其实，洗澡是最简单也最有效的方法。因为洗澡不但可以帮助宝宝清洁皮肤，而且还能使宝宝的免疫力与抵抗疾病的能力大大增强。因此，妈妈在烈日炎炎的夏天，应该给宝宝勤洗澡，让宝宝的皮肤清爽一夏。

夏季护理宝宝要小心"冷哮喘"

有人将发生在夏天的哮喘称为"冷哮喘"。近几年，宝宝患"冷哮喘"的概率越来越高了。那么，宝宝为什么会得"冷哮喘"？妈妈应当如何护理呢？

1.温差过大引发"冷哮喘"

随着人们生活水平的不断提高，现在几乎家家户户都有了空调。夏季外面烈日炎炎，当人们大汗淋漓地从外面进入室内时，瞬间感觉十分凉爽与畅快。可是，对于宝宝而言，从夏季瞬间进入"深秋"季节，是不利于身体健康的。冷空气会突然袭击宝宝的上呼吸道，温差太大很容易使宝宝原来就处在高温反应状态下的气管、支气管出现反射性的痉挛，进而诱发咳嗽、气喘。因此，专家建议，在使用空调的时候，室内外温差不宜超过5℃，并注意不要让空调的出风口正对着宝宝。

2.空气质量引发"冷哮喘"

在装有空调的室内，不能及时地更新空气，而空调器中又藏着很多病毒、灰尘以及螨虫等，极有可能会诱发哮喘。因此，妈妈应该每天对空调房间进行彻底的清扫，定时打开窗户换气。

3.冷饮引发"冷哮喘"

在炎热的天气中，很多宝宝，也包括患有哮喘的宝宝总是抵挡不住冷饮或者冰冻饮料的诱惑，过多地食用那些东西。殊不知，这也是个"过敏"刺激。对于宝宝而言，"冷"刺激就相当于一种过敏原，能诱发"冷哮喘"，因此，妈妈应当控制宝宝食用冷饮的量，尽可能让宝宝少吃。

宝宝夏天如何应付肠道疾病

所谓肠道疾病，其实就是人们说的拉肚子，可以分为好几种，比如有病毒性的、细菌性的等。但是不管哪一种都会对人的身体健康产生不良的影响，尤其是对婴幼儿危害极大，轻者可能会使宝宝身体不适，重者可能会使宝宝的生长发育延缓，甚至还有可能会威胁到宝宝的生命安全。那么，在夏季，妈妈应该怎样做才能很好地预防宝宝患肠道疾病呢？

1.注意个人卫生

通常来说，宝宝的好奇心都很强，总是喜欢用小手摸摸这里，摸摸那里，有时还喜欢在地上玩耍，再加上有些宝宝不喜欢洗手洗脸，所以，很多宝宝整天都脏兮兮的。这就给了很多细菌病毒一个可乘之机，使宝宝身上，尤其是手上沾上了大量的致病菌，最后导致宝宝患上肠道疾病。因此，妈妈应积极主动地教育宝宝注意个人卫生。

2.注意饮食卫生

俗话说得好："病从口入。"不干净的食物，最易让宝宝感染上肠道疾病。尤其是在夏天，温度非常高，食物特别容易变质。所以，妈妈让宝宝吃的食物最好是干净而且新鲜的，倘若一次未能吃完，那么妈妈可以使用保鲜膜盖好，并且及时放到冰箱中进行储存，等到下次吃的时候，必须重新加热，而且还要热透。这样，宝宝患肠道疾病的概率就会大大降低。

如何洗出"舒心"的小宝宝

在夏季，妈妈经常给宝宝洗洗澡，不仅可以保持清洁，而且还能够防病。不过，亲爱的妈妈们，你们知道怎么样才能洗出"舒心"的小宝宝（新生儿）吗？

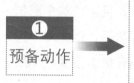

① 预备动作 → 　　因为宝宝年龄还太小，其头部还不能自由控制，放到洗澡盆中，宝宝的头部以上就不容易洗了。妈妈不妨包好宝宝的下身，然后利用左肘部与腰部将宝宝的小屁股夹住，左手掌与左臂将宝宝的头托住，如此便能开始洗了。

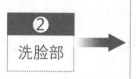

② 洗脸部 → 　　妈妈用左手手指将宝宝的耳道堵住，用右手将小毛巾蘸湿，然后轻轻地为宝宝擦脸。宝宝眼角的分泌物等应从内到外进行擦洗，而宝宝眉毛处应从眉心向两侧轻轻地擦拭，直到前额。

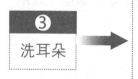

③ 洗耳朵 → 　　有些妈妈可能认为，小宝宝的耳朵不需要洗，而且还担心可能会有水进入宝宝耳朵中而导致发炎。实际上，妈妈完全可以用毛巾将手指裹住蘸湿，然后轻轻地为宝宝擦拭耳郭及耳背，因为这些地方也很脏。

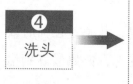

④ 洗头 → 　　妈妈用左手将宝宝的头托住，将宝宝的两外耳道口按住，然后用右手蘸一些沐浴露，弄点水，或者利用小毛巾为宝宝擦揉头部，切记不可用力，以免将宝宝的头皮擦伤。

⑤ 洗身体 → 将宝宝放入澡盆中，依次清洗宝宝的颈部、胳膊、手、胸、腹、膝盖以及脚部。对于凹进去的部分，妈妈应细细地进行清洗，尤其是宝宝的双腋窝与大腿褶皱处。此外，由于小宝宝的手掌通常都抓得比较紧，因此，妈妈应轻轻地将其掰开，然后清洗干净。

⑥ 洗臀部 → 小宝宝的臀部比较容易脏，所以，妈妈应该用清水认真地进行清洗。另外，宝宝的这个部位最好不要使用沐浴液、肥皂等东西，以免对小宝宝的皮肤产生不良刺激。妈妈在给女宝宝洗小屁屁的时候，应该从上向下进行擦洗。

⑦ 洗背 → 妈妈用右手将小宝宝的腑下托住，使宝宝的身体调转，这样一来，小宝宝的背部就变得非常容易清洗了，而且也比较容易洗干净。

⑧ 擦干身体 → 等到将小宝宝全部洗好之后，妈妈应当马上将宝宝从澡盆中抱出来，然后用大浴巾将其裹上，轻轻地为宝宝擦干。尤其是要注意宝宝有褶皱的皮肤，更应保持干燥。

妈妈别给宝宝洗澡的几种情况

给宝宝洗澡也是一门学问，其中有很多讲究，并不是任何时候宝宝都适合洗澡的。专家建议，在下面几种情况下，妈妈最好别给宝宝洗澡。

（1）宝宝无精打采，不想吃饭甚至拒绝进食的时候，妈妈不宜给宝宝洗澡。因为这极有可能是宝宝将要生病或者已经生病的征兆，此时洗澡可能会致使宝宝病情加重。

（2）在宝宝发热、呕吐、频繁腹泻时，不宜给宝宝洗澡，因为此时的宝宝在洗澡后，全身的毛细血管都张开了，很容易造成急性脑缺血、缺氧，继而出现虚脱，甚至休克。

（3）在宝宝退烧后48小时内，不宜给宝宝洗澡。因为宝宝发热刚好，其抵抗力还没有恢复，此时洗澡很容易让宝宝再次外感风寒而发热。

（4）宝宝有烧伤、烫伤等外伤或者有荨麻疹、脓疱疮、水痘、麻疹等，不宜给宝宝洗澡。因为这很容易使宝宝皮肤受损处受到感染。

 ## 宝宝洗澡太勤，当心干燥性湿疹

在现实生活中，有些家长太爱干净了，给宝宝洗澡洗得十分频繁。然而，这并不是什么好事，一段时间之后，宝宝的皮肤就可能出现脱屑、发红并且皲裂等症状，宝宝患上了干燥性湿疹。这是为什么呢？

原来，婴幼儿的皮脂腺还没有发育完善，其皮肤要比成人细腻5倍，如果过于频繁地对其进行清洗，那么就会将皮脂洗掉，而且过多地使用消毒洁肤产品很容易造成皮肤过敏。与此同时，这还会将正常菌群杀死，损伤皮肤表面的天然屏障，进而引发干燥性湿疹。因此，家长不要给宝宝洗澡太勤。

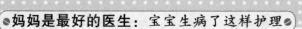

 夏季给宝宝避蚊的小妙招

试想一下，宝宝正睡得香，但却有几只小蚊子一直在宝宝的面前飞来飞去，这势必会影响宝宝的睡眠质量。那么，在夏季应该如何给宝宝避蚊呢？

（1）给宝宝勤洗澡，这样能除去宝宝身体表面分泌物的味道，从而使被蚊子袭击的概率降低。

（2）B族维生素经过人体新陈代谢从汗腺排出之后，会产生一种气味，这种气味十分特殊，具有很好的驱蚊效果。所以，在平时的饮食中，家长可以多让宝宝吃一些富含B族维生素的食物。

（3）蚊子叮人和人们所穿的衣服颜色有着很大的关系，倘若宝宝穿的衣服为深蓝色或者褐色，那么被蚊子叮咬的可能性就大很多，所以，家长应尽量让宝宝穿颜色较浅的衣服。

（4）尽可能地让宝宝穿袜子，如此，人的皮肤湿度就会降低，皮表的挥发物也会随之减少，这样一来，被蚊子叮咬的概率就减少了。

（5）将揭盖的清凉油与风油精放在卧室内，或者把磨碎的樟脑丸撒在屋内的墙角，这样也可以达到驱蚊的效果。

（6）将晒干之后的残茶叶与橘子皮等点燃，能将蚊子熏跑。

（7）将几片薄荷、紫苏或者西红柿的叶子揉出汁，然后涂抹在宝宝裸露的皮肤上，蚊虫就会迅速远离。

运 动

夏天虽然比较炎热，但同时也是个适合运动的好季节。很多妈妈都想让宝宝在夏天里做一些适量的运动，但是又不知道什么运动可以让宝宝既不会那么热，又锻炼了身体。妈妈们可以参考以下建议。

 夏日最适合宝宝的三大运动

夏季虽然天气炎热，但也是运动的好时节。下面就为大家介绍3款适合宝宝夏季进行的运动。

夏季天气炎热，家长可以让宝宝光着脚丫子，尽情地在十分光滑的地面或者院内玩耍，这样让宝宝的脚部感受不同材质的不同感觉，对于宝宝足部发育是非常有利的，可以让宝宝远离扁平足。

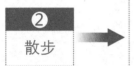

在闲暇之余，家长可以带着宝宝每天到户外散散步，这不仅可以让宝宝呼吸到新鲜的空气，而且还能改善宝宝的机体。另外，户外各种不同的事物还可以增强宝宝的认知能力与探索能力。

❸ 玩球 ➡️ 在现实生活中，很多宝宝都愿意玩拍球的游戏。在拍球的过程中，可以使宝宝的耐性与伸张力得到很好的锻炼。当然了，家长也可以和宝宝一起玩相互抛球接球或滚球等游戏。

爬行：好奇宝宝探索成长

在炎炎夏日，爬行是宝宝最喜欢的一项运动。他们经常乐此不疲，玩得满头大汗，于是，很多家长就担心宝宝会不会热坏了。其实，这项运动对宝宝的健康是有很大帮助的，家长不妨让宝宝多点爬行。

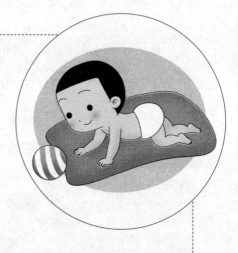

益处多多

1.可以锻炼宝宝四肢的肌肉力量，提高宝宝的运动能力，为宝宝日后学习站立与走跑做好充分的准备。

2.这项运动可以愉悦宝宝的心情，有利于宝宝身心健康。

注意事项

1.在宝宝爬行的时候，家长应陪在宝宝的身边，以免宝宝不慎碰到异物。

2.家长应该保证宝宝爬行的环境安全而干净。

攀登：好奇宝宝"步步高"

对于正在蹒跚学步、稍大一点儿的宝宝，在夏季最适合进行攀爬运动了。家长不妨到婴幼儿用品商店为宝宝购买一个小型的攀登架，让宝宝体验"步步高"的奇妙感受。

益处多多

1.在攀爬的过程中，宝宝可以早早地养成进取向上的精神，将来宝宝也会勇于攀登生活、事业的高峰。

2.这项运动可以愉悦宝宝的心情，有利于宝宝身心健康。

注意事项

1.在宝宝攀爬的过程中，家长必须在场，以防宝宝跌落，摔伤自己。

2.倘若攀登架非常坚硬，家长可以在上面包上一些布条，这样不仅能使攀登架变得十分柔软，而且还能防止宝宝因为手脚出汗而滑下来。

游泳：清凉又健康

夏日炎炎，祛暑的最好方式莫过于游泳，它不但可以令人清新舒爽，还可以锻炼身体。对于宝宝而言，游泳的益处可远不止这些——学会游泳，可以增强他们的身体协调性，让他们的体形更加健美。

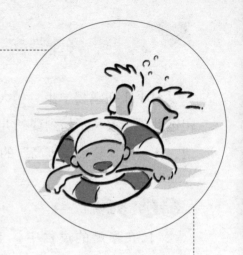

益处多多

1.建立亲子关系

游泳属于肢体运动的范畴，因此，婴幼儿游泳说明身体与肢体的发育非常好。此外，在婴幼儿游泳的时候，可以与父母进行交流和沟通，开心的时候会笑，不舒服的时候会皱眉等。可见，游泳不仅是一项运动，还是亲子之间建立关系的最佳时期。当然，有父母陪伴的时候，宝宝也会有安全感。

2.提高学习能力

当婴幼儿在安全的环境中游泳的时候，会表现得更好，不过，此时还不需要教宝宝相关的游泳技巧，可以等到宝宝6个月的时候再慢慢教。当宝宝了解个中技巧，努力学习，最终完成动作，就可以获得求知能力的提升。

3.改善身体问题

气喘儿最好的运动就是游泳，因为游泳的时候需要有规律的呼吸，呼气、吐气，呼气、吐气……如此便可以有效地控制气喘病。

注意事项

1.时间控制得宜

婴幼儿不可以长时间游泳，妈妈应根据宝宝的具体情况调整游泳的时间，每次大约30分钟。

2.避免肚脐感染

新生儿最担心的就是肚脐感染，因为肚脐是十分脆弱的，所以要保证水质的干净。

3.水温维持恒温

婴幼儿不能在低温的水中游泳或洗澡，所以水温需要维持在37℃，比一般人的体温略高；如果婴幼儿出现身体冰冷、发抖的情况，需要立刻抱出水池。

4.做好防护措施

为了避免发生溺水，一定要给婴儿戴上婴幼儿颈圈。万一婴幼儿滑落水中，水很有可能进入肺部造成感染，轻者发生吸入性肺炎，重者会致命。

5.泳后保暖

游泳后要注意休息。游泳后用浴巾包裹好宝宝，并将宝宝的身体擦干，然后涂一些婴儿护肤品，给宝宝做全身的按摩。休息片刻后再饮水或吃奶，以缓解宝宝的疲劳。

由此可见，从小游泳，不仅可以让宝宝拥有强健的体魄，还可以增强他的自信心，让其在各方面的表面更加突出。不过，在这里需要提醒新妈妈的是，新生儿阶段的游泳，要有经过婴儿游泳培训的家长看护，才可以进行。

玩沙戏水：好奇宝宝成快乐宝宝

对于年幼的宝宝来说，夏天小池塘是一个很不错的去处。在宝宝玩沙戏水的时候，家长还可以准备一些小铲子、塑料瓶子和过滤器等小工具，让宝宝玩得更尽兴。

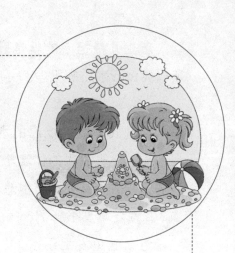

益处多多

1.这项运动可以很好地增强宝宝的动手能力与探索创新能力。

2.这项运动可以愉悦宝宝的心情，有利于宝宝身心健康。

3.如果与其他宝宝一起玩，还可以培养宝宝互帮互助、团结合作的优点。

注意事项

1.在玩耍的过程中，家长应该全程陪护，以免宝宝发生危险。

2.宝宝不宜玩太长时间，玩半个多小时就行了。

按 摩

夏天到了，妈妈要给宝宝做按摩了，可是有的时候宝宝却不怎么配合，不知道是妈妈的手法不对还是宝宝实在不配合。其实给宝宝做正确的按摩，对宝宝的身体是非常有益的。

 ## 夏季妈妈如何给婴儿做抚触

通常来说，妈妈给宝宝做"抚触"，最好选择在宝宝洗浴后，因为这时宝宝基本上不会有抵触情绪，将很高兴地接受你与他的"亲密接触"。

【按摩步骤】

（1）妈妈轻轻对宝宝头部进行按摩，然后用拇指在宝宝上唇画一个笑容，然后用相同的方法按摩宝宝的下唇。

（2）妈妈将双手放到宝宝两侧肋线，右手向上滑动，直至宝宝的右肩，然后复原。左手用相同的方法操作。

（3）妈妈双手放到宝宝的腹部，按照顺时针方向进行按摩。

（4）妈妈双手平放到宝宝的背部，从颈向下进行按摩，然后用

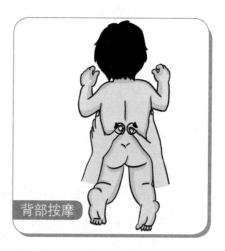

背部按摩

指尖轻轻对脊柱两边的肌肉进行按摩，然后再从颈部向底部进行运动。

（5）让宝宝双手下垂，妈妈用一只握住宝宝的左手，用另外一只手捏住宝宝的左胳膊，从上臂到手腕轻轻地进行按摩，然后再用手指对宝宝的手腕进行按摩。用相同的方法按摩宝宝的右手。

（6）妈妈对宝宝的大腿、膝部、小腿进行按摩，从大腿到踝部轻轻地进行挤捏，然后对宝宝的脚踝与足部进行按摩。在确定不伤害宝宝脚踝的情况下，妈妈用拇指从宝宝的脚后跟按摩到脚趾。

【按摩效果】

（1）这项按摩手法可以促进宝宝全身的血液循环，有利于提高宝宝的免疫力。

（2）这项按摩可以有效地促进宝宝生理与感情的发育需要。

【注意事项】

（1）在按摩前，要控制好室内的温度与湿度，以免宝宝着凉生病。

（2）妈妈应将手上所有的首饰摘掉，以免划伤宝宝娇嫩的皮肤。

（3）妈妈还应做好暖手工作，不能用冰凉的手直接碰触宝宝的皮肤。

（4）在按摩过程中，妈妈用力应均匀而柔和，不能用力太猛。

 健脾祛湿，按摩足三里、丰隆穴

足三里穴与丰隆穴是人体非常重要的穴位，适当地按摩可以达到强身健体、防治疾病的效果。

【按摩步骤】

（1）让宝宝平躺在床上，双腿伸直。

（2）妈妈用右手拇指的指腹放在宝宝左腿的足三里穴上，然后按照顺时针方向揉1分钟。

（3）换宝宝的右腿，重复上述动作。

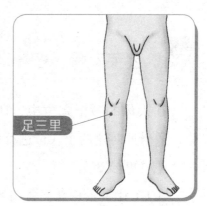

（4）妈妈用拇指或者中指的指腹放在宝宝左腿的丰隆穴上进行按压，然后用拇指的指腹按照顺时针或者逆时针方向进行旋转揉动，这样交替进行按揉50次。

（5）换宝宝的右腿，重复上述动作。

【按摩效果】

（1）按摩足三里穴与丰隆穴，可以很好地调节自身免疫力，增强机体抗病能力，强健脾胃，疏风化湿，扶正祛邪。

（2）按摩足三里穴与丰隆穴，非常适用于防治头痛、眩晕、呕吐、腹胀、肠鸣、消化不良、便秘、痢疾、疳积等病症。

【注意事项】

（1）在按摩前，要控制好室内的温度与湿度，以免宝宝着凉生病。

（2）妈妈应做好暖手工作，并且将手上所有的首饰摘掉，以免划伤宝宝娇嫩的皮肤。

（3）在按摩过程中，妈妈用力应均匀而柔和，不能用力太猛。

宝宝夜啼，按摩印堂、劳宫穴

在人体的各个穴位中，印堂穴、劳宫穴是相当重要的组成部分，适当地对这两个穴位进行按摩，可以让宝宝的身体更健康。

【按摩步骤】

（1）让宝宝正坐，背向妈妈。

（2）妈妈用拇指指腹推擦宝宝的印堂穴1分钟。

（3）妈妈用左手握住宝宝的左手，将右手拇指放在宝宝的手背外劳宫穴上，然后按照顺时针方向进行揉动。

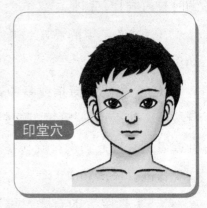

印堂穴

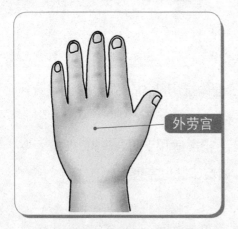

外劳宫

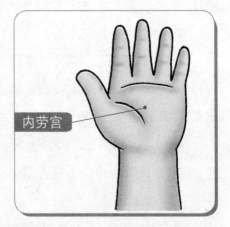

内劳宫

（4）妈妈将宝宝的左手手背翻过来，使其手心向上，然后将右手拇指放在宝宝的手心内劳宫穴上，然后按照顺时针方向进行揉动。

（5）换宝宝的右手，重复上述动作。

【按摩效果】

（1）按摩印堂穴与劳宫穴，具有清头明目、通鼻开窍、清心热、泻肝火的作用。

（2）按摩印堂穴与劳宫穴，非常适用于防治头痛、头晕、鼻炎、失眠以及神经衰弱等病症。

【注意事项】

（1）妈妈应做好暖手工作，并且将手上所有的首饰摘掉，以免划伤宝宝娇嫩的皮肤。

（2）在按摩过程中，妈妈用力应均匀而柔和，不能用力太猛。

 ## 夏季宝宝厌食，宜用捏脊按摩

夏季天气多闷热，宝宝的食欲可能会下降，甚至还会出现厌食的症状。这个时候，家长可以利用捏脊的方法来为宝宝进行治疗。

【按摩步骤】

（1）妈妈站在宝宝的右侧，让宝宝俯卧。

（2）妈妈用双手捏起宝宝脊柱两边的皮肤，从尾骶部慢慢地向上进行移动，一直捏到宝宝的颈部。

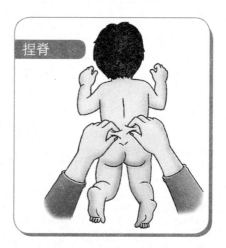

捏脊

（3）重复上述动作10～15次。

【按摩效果】

（1）捏脊按摩手法具有活络经血、健脾益胃等功效。

（2）捏脊按摩的手法不仅可以起到健脾益胃的作用，而且还能有效地促进宝宝的食欲，让宝宝吃嘛嘛香，从而促使宝宝更加健康地发育成长。

（3）捏脊按摩的手法对于宝宝感冒、咳嗽、夜啼、睡眠不安等也有很好的效果。

【注意事项】

（1）捏脊的时候室内的温度应适中，捏脊者的手部要温暖，手法要敏捷、轻柔，用力要均匀，中间最好不要停止。

（2）在治疗期间不要食用油腻的食物，也不要过多食用生冷食物。

（3）宝宝背部皮肤出现破损，或是患有皮肤病、发热的时候要暂停治疗。

（4）捏脊疗法最适合的年龄段是6个月以上到7岁左右的宝宝。

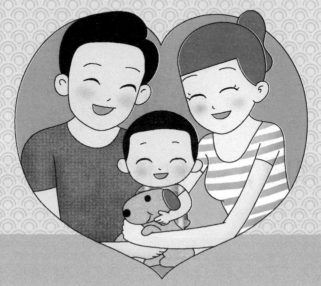

妈妈是最好的医生：宝宝生病了这样护理

第五章

秋养收，衣食住行缺一不可

告别了夏天的烈日和炎热，迎来了秋高气爽的秋季，妈妈们似乎安心了许多。不过，千万别大意，秋天气温多变，尚未发育成熟的宝宝，常会因为不适应气候的变化而出现一系列的不适，甚至会被疾病缠上身。秋季，照料好我们的宝宝，需要做哪些护理准备呢？

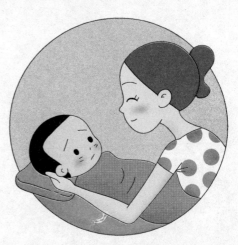

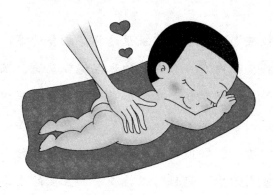

穿衣　　　　饮食

起居　　　　运动

按摩

穿 衣

常言道"春捂秋冻"，对于宝宝来说这样穿衣合适吗？我们知道人是恒温动物，体内有一套完善的体温调节系统，根据中医观点，小儿一般是阳气偏旺之体，如果过暖则会助长阳气而消耗阴液。但话说回来，宝宝的体温调节功能有待完善。所以不能单纯地强调"冻"，即使秋冻也要从耐寒锻炼开始，逐步进行。比如，日常生活中，妈妈可以检查一下宝宝的手、后颈，以不出汗为好，这样就能较好把握冻与暖。

 ## 把握分寸，宝宝秋季穿衣两大原则

清爽的秋季来了，妈妈在给宝宝穿衣方面要多加注意，不要违背下面的两大原则，否则，会影响宝宝的身体健康，甚至引发疾病。

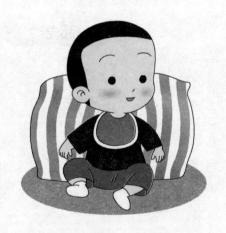

1.以手暖无汗作为标准

在秋季，妈妈应按照天气预报、实际的变化以及感觉，有计划地为宝宝增减衣物，其最佳标准为：宝宝不出汗，手脚不凉。如果宝宝穿得太少，很容易着凉生病；如果宝宝穿得太多，会对宝宝自身耐寒锻炼产生不良影响，也容易让宝宝患上感冒等病症。

2.不要让衣服妨碍宝宝的运动

在凉爽的秋风中，我们经常看到一些宝宝穿得厚厚的，好像一个小绒球；或者是穿着很漂亮的衣服，但是却不适合运动。这些都会让行动还不算灵敏的宝宝活动起来非常不方便。这在客观上也使宝宝锻炼的机会减少了。反过来讲，倘若宝宝穿着适宜，就会活动自如，那么其运动量自然会有所增加，这对于提高他们机体的抗病能力是有很大帮助的，能够帮助宝宝增强体质。

 一场秋雨一场寒，别着急脱外套

俗话说得好："一场秋雨一场寒。"随着天气转凉，每次外出的时候，家长通常都会给宝宝穿上厚厚的外套。但是，亲爱的爸爸妈妈们，你们要注意了，不仅应该懂得及时给宝宝穿衣服，更要懂得适时为宝宝脱衣服，不要让宝宝一会儿冷一会儿热。因为宝宝的皮下脂肪很薄，而且中枢调控体温的机制发育还不够成熟，再加上基础代谢率比较高，因此，宝宝非常容易出汗，同时也很容易着凉，所以，家长在给宝宝穿脱衣服时要慎重。

当宝宝外出归来之后，家长先不要急着为宝宝脱外套，毕竟与成人相比，宝宝适应温度的能力比较低，还是先让宝宝稍稍对室内的温度适应一下再脱为妙。换句话说，秋季的天气往往是外面很闷热而室内比较凉爽，在宝宝刚进门时就一下子脱掉宝宝的外套，反而更容易让宝宝因为着凉而生病。因此，家长应留点时间让宝宝适应室内的温度。

宝宝穿衣应遵守背、肚、足"三暖"

进入秋季之后，气温逐渐下降。按照常理来说，人们应该多穿衣服，但是又想到"春捂秋冻"的说法，一些新妈妈们就开始迷茫了："秋天应该给宝宝多穿一点还是少穿一点呢？"实际上，秋天适当地经受些寒冷，可以提高皮肤和鼻黏膜的耐寒力，安度冬季。不过宝宝温度调节能力与抵抗能力都比较弱，该保暖的部位还是要保暖。

实际上，宝宝秋季穿衣服，可以遵循"三暖"的法则，即背暖、肚暖、足暖。但是妈妈究竟要怎么选衣服，才可以做到背暖、肚暖、足暖呢？

护背：时尚又实用，毛织背心暖后背

在春季与秋季经常可以看到这样的打扮：里面穿一件长袖的T恤，外面再穿一件针织的背心，看起来保暖又时尚。针织背心穿脱都比较方便，它既可以让宝宝背部保持温暖，又不至于因为穿得太多而闷热。所以，在秋季来临之后，妈妈可以选择为宝宝添一件贴心的针织背心。

护腹：白天肚兜晚上睡袋，肚子保暖不成问题

如果冷空气直接刺激腹部，宝宝就会腹痛，进而伤及脾胃，让脾胃运转不畅，因此宝宝肚子的保暖需要特别注意。

不管是白天还是晚上，宝宝的肚子总是很容易着凉。一是白天玩耍时或者大人抱起宝宝的时候，上衣很容易掀起来让肚子受凉；二是晚上睡觉时，宝宝蹬被子也容易让肚子受凉。因此，妈妈可以选择白天为宝宝戴上肚兜，晚上给宝宝用睡袋，如此，妈妈就不用

担心宝宝的小肚子会受凉了。

护足：加双小袜子，秋季足部够暖和

冬天都会有这样的体验：身体上除了暴露在空气中的手部和面部，足部是最容易受凉也是温度最低的部位。对于宝宝来说，从秋季开始就要注意足部保暖了。

每到夏天，宝宝就喜欢光着脚走路。这种行为夏天尚可，秋天就要特别注意了，因为腿部有丰富的神经末梢，对于温度的变化十分敏感，秋天光脚走路会让足部受凉。所以，妈妈们在宝宝小的时候，可以穿脚套，随着宝宝年龄的增长，可以给他们穿上袜子。

相信，只要新妈妈们遵照背、肚、足"三暖"这一原则，就可以让宝宝轻轻松松度过秋季了。

宝宝穿衣应遵守头、心胸"两凉"

在宝宝穿衣方面，除了上文所讲的两大原则之外，还应该遵守头、心胸"两凉"。这到底是为什么呢？

头凉

从生理学的角度来看，宝宝经由身体表面散发出来的热量，有1/3是由头部散发出来的。头热很容易让宝宝感到头晕、心烦，因此，头部非常容易"上火"，宝宝患病也是从头发热开始的。倘若宝宝的头部保持凉爽，那么肯定会神清气爽、血流通畅的。

②

心胸凉 →

很多家长在给宝宝穿衣服的时候，让宝宝穿得太厚重臃肿，这样会使宝宝胸部产生压迫感，对宝宝正常的呼吸和心脏功能产生不良影响。另外，如果宝宝穿得太厚，还可能会导致心烦，并且生内热。"肺为华盖"，肺就好似两片叶子一样，只有它正常伸展了，才能会将吐故纳新的功能发挥出来。因此，专家建议，家长在给宝宝穿衣服时应遵守"心胸凉"的原则。

饮 食

秋天，天气越来越干燥，宝宝体内容易产生火气，小便少，神经系统也容易紊乱，宝宝的情绪也容易变得躁动不安。所以，一定要特别注意宝宝在秋天的饮食。

秋季喝"冰箱奶"，宝宝易腹泻

关于宝宝服用"冰箱奶"而腹泻的事儿已经不新鲜了。在现实生活中，有些妈妈因为奶多或者上班繁忙等原因，而将奶水挤出来放入保鲜袋中，然后再放入冰箱中保存起来，等到宝宝饿的时候，再给宝宝喝。然而，不少喝"冰箱奶"的宝宝都出现了腹泻的症状。

因此，专家建议，"冰箱奶"应该加热之后再给宝宝喝。另外，即便是"冰箱奶"，也不能放置太长时间，否则，喝了之后就会让宝宝生病。

用膳喝汤，防治宝宝腹泻

腹泻是一种非常常见的疾病。一旦宝宝因为某种原因而腹泻，那么不仅自己痛苦，而且也会让家长担心不已。这个时候，家长不妨让宝宝试试下面的膳食汤品，对于缓解宝宝腹泻有着很不错的效果。

栗糊膳

【原料】栗子3~5个，白糖适量。

【做法】①将栗子去壳捣烂，备用。②在栗子中加入适量的水煮成糊状。③加入适量的白糖调味后即可食用。

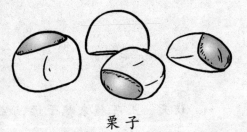

栗子

 焦米汤

【原料】米粉或奶糕、白糖各适量。

【做法】①将米粉或奶糕研成粉，炒到颜色发黄备用。②加入适量的水和白糖，然后煮成糊状即可食用。

吃对粥，润肺生津，防燥邪侵袭

秋季气候比较干燥，宝宝很容易出现口干舌燥、干咳少痰以及便秘等燥热病症。这个时候，如果妈妈能让宝宝食用具有润肺、化燥、止咳作用的银耳粥与雪梨粥，那么宝宝的病症就会得到很好的控制与缓解。

 银耳粥

【原料】银耳10克，粳米100克。

【做法】①将银耳与粳米清洗干净，备用。②在锅内放入适量的水，等到水开之后，将银耳与粳米放进去，煮成粥即可。

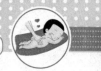

 雪梨粥

【原料】雪梨2个，粳米100克。

【做法】①将雪梨清洗干净，切成片状，将粳米清洗干净备用。②在锅内放入适量的水，等到水开之后，将粳米放进去，待水再次开了之后，将雪梨片放进去，煮成粥即可。

 ## 秋季宝宝饮食的几点注意事项

随着天气逐渐变凉，秋高气爽的季节来了。在秋季，宝宝在饮食方面应该注意哪些呢？

1.膳食合理平衡

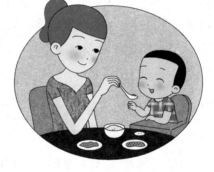

与其他季节相比，秋季是宝宝食欲非常好的一个季节。在这个季节中，宝宝生长发育所需要的各种营养物质均有所增加。所以，此时，妈妈应当注意保证宝宝的膳食合理而平衡，保证各种营养元素都能摄入。

2.讲究饮食卫生

秋季是宝宝腹泻的高发季节，所以，妈妈在宝宝的日常饮食方面，应当注意卫生。在让宝宝生食蔬菜水果之前，妈妈一定要将蔬菜水果清洗干净，以免宝宝染上各类胃肠道疾病。

3.少吃寒凉食物

因为秋天天气从热逐渐变凉，人体为了更好地对这种变化进行适应，其生理代谢也会发生相应的变化。在这个时候，妈妈应特别注意宝宝的饮食不要生冷，以免导致宝宝肠胃消化不良，进而引发各类消化道疾患。因此，有专家提出了"秋宜温"的主张，换句话说，秋季应尽可能地避免让宝宝吃比较凉或者性寒的食物，应该多吃点儿温性食物。

对宝宝眼睛有好处的食物

随着社会发展的不断加快，人们的生活水平越来越高，但是生活压力也变得越来越大，再加上人类滥用化学物质，空气污染以及用眼过度等，于是，人们的眼睛受到损伤，各类眼疾层出不穷。即便是年龄较小的宝宝，其眼睛也受到了不良影响。所以，在日常饮食上，妈妈应当注意多让宝宝吃一些对眼睛有好处的食物。

1.富含维生素A的食物

如果人体缺乏维生素A，那么其眼睛对黑暗环境的适应能力就会下降，严重时还可能会患上夜盲症。另外，维生素A对于防治干眼病有着很好的疗效。因此，在日常饮食中，妈妈应该多让宝宝吃一些富含维生素A的食物。比如，各类动物肝脏、鱼肝油、奶类、蛋类、胡萝卜、苋菜、菠菜、韭菜、青椒、橘子、杏、柿子等。

2.富含B族维生素的食物

如果人体缺乏B族维生素，那么其眼睛就会出现畏光、流泪、烧疼以及发痒、视觉疲劳以及眼帘痉挛等症状。所以，妈妈应该多让宝宝吃富含B族维生素的食物。比如，各种动物肝脏、奶酪、豆类、牛奶等。

3.富含维生素C的食物

维生素C是构成眼球晶状体的重要组成部分，如果人体缺乏维生素C，那么就很容易得白内障。所以，宝宝在每天的饮食中应该注意多摄入富含维生素C的食物。比如，新鲜蔬菜水果，其中，以青椒、黄瓜、菜花、小白菜、鲜枣、梨、橘子等最佳。

4.富含蛋白质的食物

蛋白质是组成细胞的主要成分，眼睛自然也不例外，其组织的修补更新更需要持续地补充蛋白质。所以，为让眼睛更加明亮，宝宝在平时应多吃富含蛋白质的食物。比如瘦肉、动物的内脏、鱼虾、奶类、蛋类以及豆类等。

5.富含钙质的食物

钙具有帮助眼睛消除紧张与疲劳的神奇作用。所以，在平时，宝宝应多吃含钙量丰富的食物。比如豆类、绿叶蔬菜、虾皮以及牛奶等。

 ## 中秋易坏肠胃，宝宝少吃婴儿月饼

中秋节即将来临，市场上出现了各种各样美味的月饼，其中还包括专为宝宝设计的婴儿月饼，厚度约为1厘米，直径约为3厘米，外表十分细腻，里面是水果馅，光是看着就馋得快要流口水了。

面对这色香味俱全的婴儿月饼，宝宝是不是能敞开肚皮随意吃呢？答案是：NO！因为对于宝宝来说，月饼属于高糖、高脂、高热量的"三高"食品，宝宝的消化吸收系统还没有发育完善，消化吸收能力还不算太强，月饼这种"三高"食品吃得多了，极有可能会引发消化不良、腹泻等症。

因此，专家建议，3岁以下的宝宝最好不要吃月饼；3岁以上的宝宝，其胃肠功能发育稍稍成熟了一些，可以适当地吃点月饼，但也千万不要过量哦。

宝宝秋季上火如何饮食调理

在秋季，如果你家的宝宝上火了，那么，作为父母的你，在宝宝的饮食方面应该如何去调理呢？

1.让宝宝多喝水

早晨起来，妈妈应该让宝宝喝点白开水，这样可以将夜晚身体丢失的水分补回来，并且还能够清肠降火，将身体中的废物排出去，把消化系统唤醒，使整体机能得以恢复，另外还具有

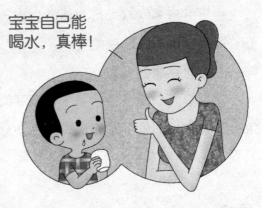

宝宝自己能喝水，真棒！

清洁口腔的作用。在其余时间，妈妈也应鼓励宝宝多喝水，不要等到渴了才喝。

2.让宝宝多喝粥

粥是一种很容易消化的食物，非常适合宝宝食用。当宝宝可以吃粥之后，妈妈可以慢慢地为宝宝添加各样各样的粥，比如，红薯粥、蔬菜粥、绿豆粥、南瓜粥以及小米粥等，这些粥中不仅含有丰富的纤维素，能够很好地促进宝宝胃肠的蠕动，降低宝宝便秘的发生率，而且也具有一定的降火作用。

3.让宝宝多吃水果

当宝宝长到6个月之后，妈妈就可以给宝宝添加辅食了，果泥、菜泥纷纷登场，几乎成为宝宝每天必吃的食物。香蕉有着很好的润肠降火作用，妈妈可以利用勺背将其碾成泥，喂给宝宝吃。另外，梨、橙子以及西瓜等，都可以成为有益于宝宝身体健康的美味。

4.让宝宝少吃上火的食物

像花生、炸鸡、巧克力、炸薯条等，吃多了很容易上火。另外，在各类水果中，荔枝是热性水果，素来有"一颗荔枝三把火"的说法，因此，在平时，妈妈应尽可能地让宝宝少吃这些东西。

 ## 对号入座，饮食的五个错误

从刚出生的小婴儿到能够蹦蹦跳跳的小朋友，宝宝的饮食习惯中有不少错误。对于宝宝饮食上经常出现的这些错误，家长一定要给予足够的重视，应当尽早避免，以防给宝宝的健康成长造成伤害。

1.不要把鲜奶当开水喝

在现实生活中，很多宝宝都喜欢喝鲜奶，而家长也认为鲜奶属于一种营养丰富的食物，多喝点有利于宝宝的身体健康。于是，就出现了将鲜奶当作白开水喝的现象。然而，科学家通过大量的研究指出，鲜奶中富含蛋白质，而高蛋白会对宝宝体内钙的吸收产生阻碍作用，不利于宝宝的健康成长。

2.色彩鲜艳的水果不可多吃

通常来说，宝宝都很喜欢吃一些色彩比较鲜艳、味道十分鲜美的水果。可是，有些水果是不宜多吃的，否则，会对宝宝的身体造成不良影响。比如：颜色艳丽的橘子，虽然营养丰富，但是其中含有叶红素，吃得太多了，很可能会引发"叶红素皮肤病"，腹痛腹泻，甚至有可能会诱发骨病。因此，对于色彩鲜艳的水果，宝宝不宜多吃。

3.有些蔬菜不宜多吃

众所周知，多吃蔬菜有利于宝宝的身体健康。可是有些蔬菜吃多了反而会有害处。比如菠菜。菠菜中含有丰富的草酸，草酸在人体中碰到钙与锌之后，就会生成草酸钙与草酸锌，不仅不容易吸收，而且要想排出体外也十分困难。而宝宝的生长发育又需要很多的钙与锌，倘若体内的钙与锌短缺，那么，除了会造成骨骼、牙齿生长发育不良之外，而且还会对智力的发育产生不良的影响。

4.吃零食要适可而止

有些宝宝特别喜欢吃零食，而且吃起来没完没了。专家提醒，宝宝吃零食要适可而止，吃多了会伤身的。比如巧克力，吃多了会使宝宝的中枢神经处在非常兴奋的状态，继而产生肌肉抽搐、焦虑不安、心跳加快等症状，对宝宝的食欲产生不良影响，导致宝宝出现食欲不振的症状。

5.喝水并不是越多越好

我们都知道，人离不开水，但是，饮水过量同样会出问题。在人体中，水占体重的65%～70%，而且在体内处在一种相对稳定的状态中。人体细胞的细胞膜是半透膜，水可以自由地从中穿来穿去。倘若喝水太多，就水就会渗透到细胞内部，使得细胞肿胀而造成水中毒。其中，反应最快的就是脑细胞。一旦脑细胞发生水肿，那么颅内的压力就会随之增高，造成头痛、头昏脑涨、身体无力、视力模糊、呕吐、嗜睡、心率减速等症状，严重的时候，甚至还可能会出现昏迷、抽搐，对健康造成致命的威胁。因此，妈妈应该让宝宝适量饮水。

起 居

　　秋季，温差变化较大，早晚凉风袭人，正午又太阳灼人，由于小儿的体温调节中枢发育尚不完善，这时的宝宝就需要妈妈的细心呵护了。

 秋季尝试给宝宝做耐寒锻炼

　　在秋风飒爽的秋季，很多妈妈生怕宝宝冻着，只要气温稍微有一点儿降低，就赶紧给宝宝穿上厚厚的衣服，形成一种恒温环境，剥夺了宝宝的耐寒锻炼机会，这反而让宝宝更容易患上感冒等病症。

　　因此，在秋天刚开始时，妈妈应注意让宝宝进行耐寒锻炼，具体可以选择冷水锻炼。首先，妈妈可以用冷水为宝宝洗手、洗脸，宝宝通常都可以适应。一段时间后，妈妈可以尝试着用冷毛巾为宝宝擦身，直到宝宝逐渐地习惯为止。最后，妈妈再用凉水为宝宝冲浴，约数分钟，然后立即用干毛巾为宝宝擦干。

　　在这里，需要妈妈特别注意的是，在为宝宝进行冷水锻炼的时候，妈妈应注意把握适度以及渐进的原则，当宝宝出现寒战的时候，妈妈应马上停止。

如何防宝宝踢被子的小妙招

在晚上睡觉时，有些宝宝很不安生，经常滚来滚去，小腿乱蹬，将被子踢开，以至于着凉而生病。这个时候，妈妈不妨试试下面的小妙招，可以很好地防止宝宝踢被子。

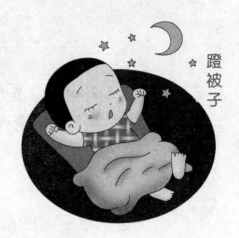

蹬被子

1.请枕头来帮忙

妈妈可以在宝宝的小床边上塞枕头，数目为1~2个，一来宝宝再想在床上打转翻滚，就变得不那么容易了，所以，被子也就不会被轻易踢掉了；二来即便宝宝依然将被子踢掉了，还有枕头这层保护，也不至于太冷。

2.露出小脚丫

在宝宝睡觉的时候，妈妈可以给宝宝换上厚袜子，然后，将宝宝的小脚露在外面。这样一来，宝宝踢掉被子的次数就会大大减少了。

3. 大被窝套小被窝

妈妈可以让宝宝睡在自己身边。为了能更卫生一些，妈妈可以用一条干净的小薄被子为宝宝做一个小被窝，然后再盖上自己的大被子。这样一来，只要宝宝有个风吹草动，妈妈就立即知道，照顾起来十分方便。

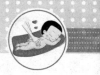

防误食药品家长要做到五个方面

宝宝对于新事物总是充满好奇，尤其是3岁以内的宝宝，看到新东西，往往会抓起来放进嘴中尝一尝，这就极有可能造成宝宝误食药品。所以，专家提醒，家长应该做好下面的工作。

1.药品放到高处

家长应在家中找一个宝宝够不到的地方放置药品，比如，一个底部高出地面1.5米的大柜子。有的宝宝可能会借助台面等爬上去，所以，家长最好给柜子上锁。

2.每次吃完药都收好

药片也好，胶囊也罢，当家长吃完之后，一定要记得将其收好，不要将它们遗留在饭桌或者茶几上。有的时候，正是因为家长的一时疏忽，宝宝才有了"可乘之机"。

3.将药瓶盖拧好

不少药瓶都带有安全盖，你极有可能会偶尔将药瓶遗忘在桌子上，但是如果养成将药瓶的安全盖拧好的习惯，那么就可以使宝宝拿到药片的机会大大减少。

4.提醒客人或家属收好药瓶

倘若来家中做客的亲属或者朋友带着药品，最好提醒他们将属于自己的药品收好，尤其是在每次服用完毕之后。

5.告诉宝宝药品的危害

家长可以耐心地为宝宝解释药品到底是什么，并且解释需要吃药的原因。特别要注意是，千万不要为了让宝宝服药而哄骗其说药品就是糖果，或者说吃起来就像糖果一样美味。

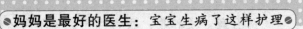

 宝宝喝水的"三不三多"原则

在日常生活中，让宝宝喝水也是有很多讲究的。要想让宝宝健康地喝水，家长应该做好"3不3多"原则。

三不原则

1.不焦虑

即使宝宝不喜欢喝水，家长也不用太过焦虑，因为宝宝从奶水、稀饭、汤以及水果等食物中都能摄取一定量的水分。只要家长耐心地对宝宝的进食情况进行观察，保证宝宝日常饮食均衡即可。

2.不主动

从婴幼儿期开始，家长不要主动让宝宝饮用含糖的饮料。如果带宝宝出席聚会、喜宴等场合，家长可以事先同大人们进行沟通，请求大家不要随意给宝宝喂果汁或者饮料，让宝宝从小就养成不随便喝饮料的好习惯。

3.不做坏榜样

宝宝从婴儿期开始，就有了非常强的模仿能力，所以，父母日常生活中的身教非常重要。若想宝宝养成经常喝水的好习惯，家长应当率先以身作则，带头时常喝水。

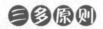

三多原则

1.多尝试

不同的宝宝拥有着不同的喜好与个性，用汤匙喂水也好，用吸管喝水也罢，抑或是用普通的杯子，都建议家长让宝宝尝试几遍，尽早找出宝宝所喜欢的喝水方式。

2.多练习

家长可以帮宝宝购买属于其个人的可爱水杯，让宝宝由于喜欢水杯，继而爱上喝水。最重要的是，家长应利用宝宝喜欢的水杯，循循善诱，让宝宝多加练习。

3.多鼓励

作为家长，与其一味地阻止宝宝喝饮料，逼着宝宝喝水，还不如用赞美代替责备，多对宝宝喝水的行为进行鼓励与称赞。

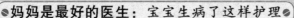

运 动

秋天对宝宝来说，是个考验体格的季节，秋季早晚温差较大，气候也比较干燥，特别是对于初次经历秋天的宝宝来说，妈妈更要引起重视。

 适合宝宝的几项秋季运动

现在的宝宝大多是独生子女，爸爸妈妈在物质条件上给予了他们充分的满足，但却忽视了宝宝身体机能的发展。很多孩子整天待在电视机、电脑以及游戏机前，严重缺乏运动。现在就为大家介绍几种适合宝宝秋季运动的项目。

1.让宝宝模仿小动物

对于年龄较小的宝宝来说，其体能与动作协调能力都不太好，所以，家长可以教宝宝模仿各种动物的活动，比如，让宝宝学鸭子走、兔子跳、鸟儿飞、猴子爬等。通常宝宝都很喜欢这些小动物，所以，模仿起来也很有兴趣，既可以使宝宝四肢的灵敏度及柔韧性得到很好的锻炼，又能增加宝宝的运动量。

2.让宝宝学开"飞机"

家长可以让宝宝模拟一架小飞机，双臂侧平举，作为小飞机的翅膀，然后让宝宝开始小跑，一会儿直着身子跑，一会儿弯着腰像飞机那样进行下降俯冲。至于奔跑的速度，家长可以根据宝宝的具体年龄而定，不要让宝宝跑得太快，以免摔倒受伤。这项运动不仅可以使宝宝身体的平衡能力得到较好的锻炼，而且还可以培养宝宝的协调性，并且还能增强宝宝的肺活量。

 ## 亲子游戏，户外游因人而异

在秋高气爽，阳光明媚之际，爸爸妈妈带着宝宝到郊外游玩，与宝宝一起做游戏，那将是一件多么令人心旷神怡的事情啊！

1.抬头看蓝天

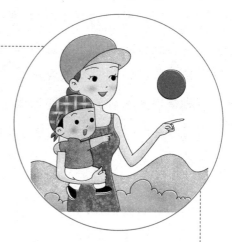

 适应年龄

1～5个月

准备工作

大草地，野餐垫，彩色的小玩具

 游戏过程

找一个阳光照射下的大草地，然后将一大块餐垫铺在上面。妈妈先躺下，让宝宝趴在妈妈的身上，而爸爸则将事先准备好的彩色小玩具拿出来，吸引宝宝将头抬起来，向上看。宝宝每抬一次头，妈妈就鼓励宝宝一下，可以是温柔的赞美，也可以是轻轻的一个吻。在游戏结束时，爸爸可以将所有玩具都送给宝宝。不过，在宝宝抬头看天时，爸爸妈妈要注意不能让阳光照到宝宝的眼睛，以免对宝宝的眼睛产生不良刺激。

2.爬行小行家

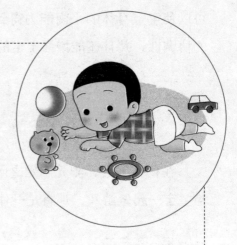

适应年龄

5~12个月

准备工作

大草地，野餐垫，彩色或有声音的小玩具

游戏过程

在一块干净柔软的草地上铺上一大块餐垫，然后开始训练宝宝爬行。妈妈先教宝宝如何屈膝跪起，将小屁股撅起来，然后用手帮助托起宝宝的腹部。这时，爸爸可以用手掌将宝宝的两个脚掌顶起来，让宝宝蹬着向前爬行。为了激励宝宝向前爬，家长可以在前面放一个彩色或者有声音的玩具，吸引宝宝努力向前够玩具。当然了，妈妈也可以与宝宝一起爬，从而引逗宝宝追赶，与宝宝逗笑。在享受快乐中，宝宝不知不觉就变成了一个爬行小行家。

3.吹泡泡追泡泡

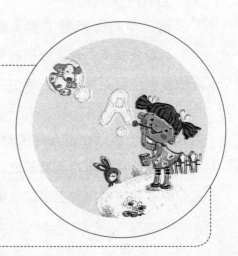

适应年龄

1岁半~3岁

准备工作

平坦安全的大草地，一套吹泡泡的工具

游戏过程

　　带宝宝找到一块平坦而安全的大草地，爸爸吹泡泡，妈妈给宝宝演示怎样去追泡泡，怎样戳破泡泡。然后，爸爸吹泡泡，妈妈带着宝宝一起追泡泡，追上之后就戳破泡泡。在这里需要注意的是，由于普通的泡泡不仅容易沾到眼睛、嘴部，而且停留时间也非常短，还很容易破，因此，爸爸妈妈最好使用宝宝专用的泡泡玩具。

宝宝秋季郊游要注意的事项

　　宝宝要去户外郊游了，这不仅可以很好地愉悦宝宝的心情，而且还能够锻炼宝宝的身体，让宝宝更健康地成长。但是，在秋季宝宝郊游的时候，爸爸妈妈一定要注意下面的事项哦。

　　1.选对郊游地点

　　在秋季郊游的时候，家长的郊游场所最好避开茂密的草丛，多选择在比较平整而干净的大草坪上。为了卫生与安全，家长最好在上面铺一大块餐垫，这样就可以为宝宝提供足够大的安全的活动范围。

　　2.宝宝的衣物玩具等带齐全

　　在享受郊游的美好时光时，也不要将宝宝的日常习惯打破，所以，家长应该将宝宝的衣物、玩具等带齐全，像平时那为宝宝更换衣服，拿玩具安抚宝宝等。

　　3.小脸蛋要防干燥与日晒

　　对于秋季户外郊游的宝宝来说，干燥的气候与紫外线很容易伤害宝宝露在外面的小脸蛋。所以，妈妈注意适当给宝宝涂抹一些婴儿润肤霜与防晒品。

如何处理带宝宝秋游的常见问题

在秋季，带宝宝去郊游，是一项有益于身心的活动。然而，在郊游的过程中，可能会出现这样或那样的问题，家长应该如何处理呢？现在就介绍郊游常见问题的处理方案。

1.外伤

当宝宝娇嫩的肌肤受到伤害时，家长万万不能惊慌。倘若是擦伤或划伤，家长应当马上用经过消毒处理的吸水性棉条或者纱布将宝宝的伤口按住，以便将血止住；然后，换一块消毒棉或者纱布牢牢地包住伤口。如果宝宝的伤口比较深或者受伤的部位十分重要，那么，家长在对宝宝的伤口进行基本处理之后，应当马上送到最近的医院。

倘若是扭伤与拉伤，在宝宝的关节还能弯曲的前提下，家长应当用绷带或者枕巾把宝宝受伤的肢体悬在身体的前面，然后把绷带的两头都固定牢了。在将宝宝受伤肢体保护好的同时，家长应当马上将宝宝送到医院进行诊治。

倘若是烧伤或者烫伤，家长应该在用治疗烧伤或烫伤的药膏为宝宝简单处理之后，马上将宝宝送往医院就诊。

2.发热

如果宝宝在出游过程中发热了，那么，作为家长应当这样做：第一，让宝宝好好休息，多喝温开水；第二，应当尽可能地保持干爽，不要用湿毛巾覆盖在宝宝的额头上；第三，尽可能地让宝宝吃米汤、稀粥等比较容易消化的食物。倘若宝宝发热高于38.5℃，那么，家长应及时喂给宝宝退烧药。倘若宝宝发热的持续时间超过了

24小时，并且宝宝已经出现了全身痉挛、活力不足、呕吐、腹泻或者皮肤上产生不正常的红疹等症状，那么家长一定要立即将宝宝送到医院就诊。

3.眼睛进异物

倘若宝宝在游玩时，有异物进入眼睛，这时，家长万万不能慌，也不能让宝宝用手揉眼睛。家长可以先好好观察一番，查看一下异物有没有粘在宝宝的眼球上。倘若没有，那么，家长就将手清洗干净之后，小心地将宝宝的眼睑翻开，仔细地进行查找。一旦找到宝宝眼睛中的异物，就使用消毒棉签或者经过消毒后纸巾的一角将异物轻轻地抹出来。然后，让宝宝好好休息，使宝宝眼睛的不适感及早消失。在异物出来1个小时之后，倘若宝宝眼睛的疼痛不适感依旧没有缓解，那么家长就应及时带宝宝去看医生。

 放风筝：体积要小，重量要轻

放风筝属于一项可以将全身机能调动起来的运动，它需要手臂、腕部、肘部、臂部、腰部以及腿部等部位之间相互进行配合，促使整个身体都得到锻炼，不仅有利于宝宝身体各个部位的发展，而且还能够让宝宝自娱自乐。

适应年龄

这个游戏适合3岁半以上的宝宝。放风筝这项运动不仅很花气力，而且是"牵一发而动全身"的，如果宝宝的年龄太小，是很难掌握的。

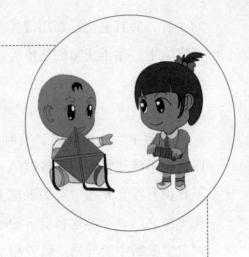

运动要求

　　选择一个微风习习、阳光明媚的日子，带上宝宝与宝宝的小风筝，找一个篮球场大小的空旷地方，教宝宝将风筝放飞：怎样放线，怎样收线，何时该跑，何时该停。比如，当小风筝上升或者倾斜的时候，宝宝就应该奔跑，小心地拉线，左右进行摆动；而当风筝高悬在天空中时，宝宝就不用跑了，可以稍微放松一下，脑、眼、手、腿以及脚"通力合作"，不仅让宝宝感到紧张，也让宝宝觉得很兴奋。

注意事项

　　风筝的体积应该小一点儿，并且重量要轻，以宝宝能够拿起来为佳。风筝的颜色应该鲜艳一些，这样飞上天之后便于宝宝识别。风筝的线不可太长，放飞的高度也不能太高。因为如果风筝线太长，那么宝宝操作起来就很不方便；如果风筝飞得太高的话，那么宝宝就很不容易控制，而且还要耗费非常大的力气。

平衡木：最高不超过50厘米

　　对于宝宝而言，走平衡木不单单是锻炼身体的运动，而且还能很好地促进宝宝大小脑的发育以及四肢的协调。

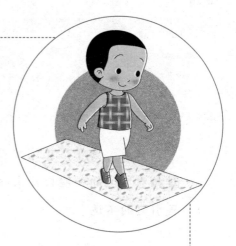

适应年龄

这项运动适合1岁半以上的宝宝。宝宝能自己走稳路之后，就可以进行这项运动。最开始的时候，家长可以牵着宝宝小手，等到宝宝大一点儿后，就让宝宝自己完成。通常宝宝在2岁半的时候，就可以在稍宽的平衡木上走得非常好了。

运动要求

在正规的平衡木上进行练习，或用身边的马路牙子、花坛的边等东西代替。在做这项训练的时候，应当遵守循序渐进的原则，比如，应该先让宝宝走比较宽的，等熟练之后，再走窄一点儿的；刚开始时两只脚交替着走，让宝宝慢慢地脚跟对着脚尖走，然后再让宝宝双手侧平举，接着，再让宝宝手上拿点东西，比如，拿两小杯水，尽可能让水不洒出来，到达终点之后，将附加物取下来，然后跳下来。

注意事项

平衡木或者替代物都不能太高，通常距离地面1尺左右，最高的不能超过50厘米。刚开始学习的宝宝，平衡木的宽度最好不要小于15厘米。如果是1岁多的小宝宝，那么在他们走到终点的时候，需要家长将其抱下来，因为宝宝自己跳下有可能会扭伤腿脚。

按 摩

秋天，为了防止宝宝因为干燥的天气出现不适，妈妈可通过按摩宝宝的一些穴位来防治或者调节宝宝出现的各种因为天气引起的不适。

 清肺热，按摩上星、尺泽等穴

在秋季，妈妈要注意为宝宝清肺热，以免干燥天气让宝宝肺热上火。这个时候，妈妈通过按摩宝宝的上星穴、尺泽穴、鱼际穴，就可以取得很好的效果。

【按摩步骤】

（1）让宝宝正坐，面向妈妈。

（2）妈妈用左手扶住宝宝的后脑勺，将右手食指与中指并拢，放在宝宝的上星穴上，然后按照顺时针或逆时针方向轻轻地按揉。

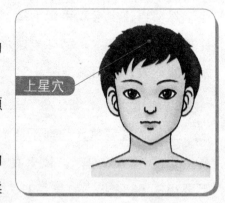
上星穴

（3）妈妈用左手握住宝宝的左手腕，用右手食指轻轻地按揉宝宝左手上的尺泽穴；换宝宝的右手，重复上述动作。

（4）让宝宝左手握拳，拇指朝向，妈妈用左手托住宝宝的左手，用右手拇指轻轻按揉宝宝的鱼际穴；换宝宝的右手，重复上述动作。

【按摩效果】

（1）按摩上星穴、尺泽穴、鱼际穴，具有清除肺热、醒脑开窍、升阳益气等作用。

（2）按摩上星穴、尺泽穴、鱼际穴，非常适用于防治胸胁胀满、咳嗽、哮喘、头痛、头晕等病症。

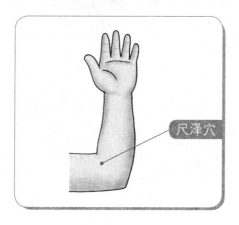

尺泽穴

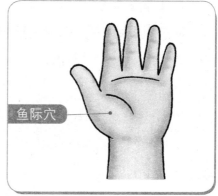

鱼际穴

【注意事项】

（1）在按摩的时候，妈妈的手法应敏捷、轻柔，用力要均匀。

（2）妈妈按摩的时间不宜过长，通常1～3分钟即可。

 预防便秘，腹部按摩去燥通便

进入秋季，天气变得十分干燥，宝宝也非常容易出现便秘的症状。这个时候，妈妈可以利用按摩宝宝腹部的方法来达到去燥通便的效果。

【按摩步骤】

（1）让宝宝平躺在床上。

（2）妈妈将手掌放在宝宝的腹部，然后按照顺时针或者逆时针方向轻轻地按揉。

（3）妈妈双手交替从宝宝的上腹到下腹一边揉一边推。

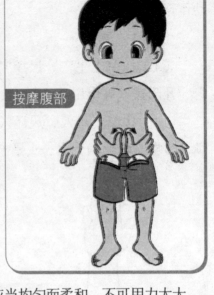

按摩腹部

【按摩效果】

促进胃肠血液循环，增强胃肠的蠕动，帮助宝宝顺利排便。

【注意事项】

（1）在按摩的时候，妈妈用力应当均匀而柔和，不可用力太大。

（2）在按摩的过程中，妈妈应注意室内的温度，不要让宝宝着凉。

 ## 揉足三里穴，防止拉肚子

入秋之后，宝宝特别是婴幼儿拉肚子的发病率开始迅速升高，而每年8~12月是宝宝秋季拉肚子的高发季节。所以，妈妈不要忘了帮助宝宝做好拉肚子的防治按摩哦。

【按摩步骤】

（1）让宝宝坐在床上，双腿伸直。

（2）妈妈用右手拇指的指腹放在宝宝左腿的足三里穴上，然后按照顺时针方向揉50次。

（3）换宝宝的右腿，重复上述动作。

【按摩效果】

（1）按摩足三里穴具有调理脾胃、补中益气、疏风化湿、通经活络、扶正祛邪的作用，能有效地调节机体功能，提高抗病能力。

（2）按摩足三里穴，可以有效地防治腹胀、腹泻、消化不良等病症。

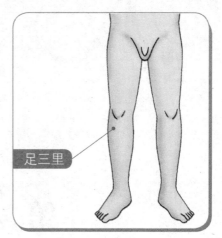

足三里

【注意事项】

（1）在操作的时候，妈妈用力应当均匀而柔和，手指不要从所接触的宝宝的皮肤上离开。

（2）妈妈应当注意室内温度，不要让宝宝着凉。

第六章

冬养藏，衣食住行帮你大忙

冬季寒风呼啸，有些妈妈认为，只要将宝宝包裹好，不让其着凉就万事大吉。其实不然，因为在这个寒气逼人的季节中，宝宝的穿衣、饮食、起居、运动等方面，并不像妈妈想象的那么简单，也是有着一定的"规矩"与讲究的。作为妈妈，只有先弄清楚这些知识，才能更好地照顾宝宝。

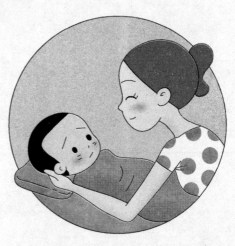

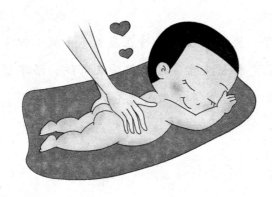

穿衣　　　　　饮食

起居　　　　　运动

按摩

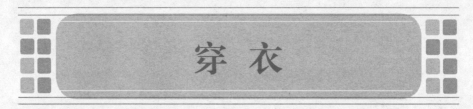

穿 衣

寒冷的冬季来了，别让宝宝总是待在屋里不出来，但宝宝到户外要注意着装，怎样让宝宝穿的既保暖又舒适，还不影响宝宝玩乐呢？妈妈要为宝宝的冬天做好充分的准备。

 ## 原则：给宝宝穿衣并非越多越好

在寒冷的冬季，家长总是担心宝宝会冻着，所以使劲给宝宝穿衣服，将宝宝裹得像个"大粽子"。殊不知，宝宝穿衣太多，就会出汗，全身的毛孔都处在扩张的状态，非常容易受凉而生病。因此，家长都要注意，给宝宝穿衣并不是越多越好，要知道"若要小儿安，须带三分饥与寒"。

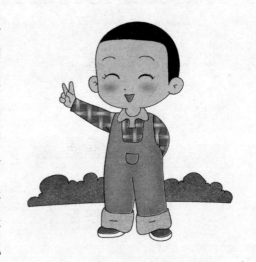

 ## 细数宝宝身体最怕冷的部位

寒冷的冬天来了，宝宝的保暖问题成了家长的头等大事。那么，你知道身体的哪些部位最怕冷吗？

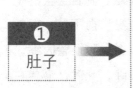

肚子是脾胃的场所，做好宝宝肚子的保暖工作，就是保护宝宝的脾胃。但是，宝宝的小肚子很容易着凉，对脾胃功能造成损伤，进而引发腹痛、腹泻、消化不良等疾病，因此，家长一定要做好宝宝小肚子的保暖工作。

② 头部

中医学认为，头部乃手、足三阳经会聚的地方，所以，头部是人体"诸阳之会"。在寒冷的冬季，宝宝头部的温暖非常容易被冷风带走，导致宝宝因着凉而生病。因此，在宝宝外出之前，家长应该为宝宝准备一个温暖而舒适的帽子，保持宝宝头部的温暖。

专家表示，宝宝的背部很敏感，很容易着凉，如果保暖不当，那么将会引发感冒、咳嗽等众多疾病。所以，家长要注意冬季宝宝背部的保暖。当然了，背部保暖也不能过量，因为若穿得太多就会让背部出汗，反而更容易受风，引发感冒等疾病。

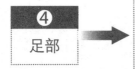

中医学认为，脚部乃阴阳经络交会的地方，皮肤神经末梢十分丰富，是对外界异常敏感的地方。由于宝宝脚部的脂肪比较少，其保温功能比较差，因此，只有宝宝的双脚暖暖的，宝宝的保暖工作才算到位了。

5 手部 →

由于宝宝年龄较小，其体温调节中枢还没有发育完善，所以御寒能力比较差。倘若宝宝的手部着凉，那么很可能会造成全身供血不足，促使宝宝的鼻、咽、气管等上呼吸道黏膜血管收缩，对病原微生物的抵抗力就会下降，此时，潜伏在宝宝体中的致病菌就会大肆繁殖，最终诱发呼吸道感染等病症。因此，在冬季，妈妈应当重视宝宝手部的保暖工作。

薄了怕冷，冬季宝宝的穿衣经

在寒风凛冽的冬季，给宝宝穿衣并不是越多越好。但是，如果给宝宝穿得薄了，宝宝很容易因着凉而生病。因此，家长在给宝宝穿衣的时候，一定要注意根据宝宝的实际需求进行确定。

通常来说，宝宝的上身可以选择穿棉质的内衣、毛衣等。倘若天气不是很冷，宝宝外面穿一件厚厚的开衫外套就可以了。倘若天气比较冷，那么，家长就应在外面再给宝宝加一件棉质或者羽绒背心。倘若天气相当冷，那么家长就应该为宝宝穿上厚厚的羽绒外套。至于宝宝的下身，除了要穿内衣之外，还应当穿一条厚厚的外裤，并且按照天气的具体情况来增减毛裤。

穿衣戴帽，宝宝着装别捂口鼻

在寒风凛冽的冬季，很多家长在给宝宝穿上厚厚的衣服，戴上帽子之后，还习惯给宝宝戴上口罩，抑或用一条厚围巾将宝宝的口鼻护住，认为这样一来，宝宝的小脸就不会被冻着了。

实际上，这并不是明智的做法。因为经常这样做会使宝宝上呼吸道对外界冷空气的适应能力降低，大大降低宝宝对伤风感冒、支气管炎等疾病的抵抗能力。而且，由于大部分围巾都属于纤维制品，倘若用它来保护宝宝的口鼻，会使纤维进入宝宝的身体中，极有可能促使过敏体质的宝宝患上哮喘症。有的时候，由于围巾太厚了，还有可能将宝宝的口鼻堵住，进而对宝宝正常的肺部换气造成不良的影响。

 ## 户外多活动，宝宝穿衣别过多

在冬季，家长带宝宝出门活动时，不要给宝宝穿太多的衣服，特别是下身，否则不仅会对宝宝的活动质量产生影响，而且热身后还特别容易出汗。倘若此时宝宝再脱衣服，那么就更容易感冒了。

所以，家长最好给宝宝带件衣服，在宝宝活动完后，给宝宝披上。同时，家长还应为宝宝准备一顶帽子，在宝宝出汗之后戴上，避免头部受凉。另外，家长还要为宝宝准备一双舒服而温暖的鞋子。

 ## 脱了睡，宝宝穿厚睡衣会更冷

随着气温的不断下降，很多家长都喜欢让宝宝穿着厚厚的睡衣睡觉，认为这样更暖和一点儿，宝宝就不会冻着了。但是，宝宝睡觉时穿得越厚，反而会越觉得冷。这是为什么呢？

原来，相较于薄睡衣，厚睡衣的柔软度有所降低，使皮肤的压迫与摩擦增加。当人处于睡眠状态下时，厚睡衣裹在身上，会对体表血液循环与皮肤的新陈代谢造成不良影响，使体表得到的热量减少。这个时候，即便给宝宝盖着很厚的被子，宝宝也不会感觉暖和。

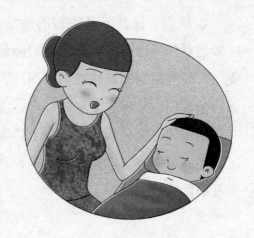

另外，厚睡衣的透气性不好，在很大程度上也会阻碍皮肤的正常呼吸以及汗液的蒸发。长期穿厚睡衣睡觉，会让睡衣中"小环境"的湿度相对增加，不但对保暖不利，而且对人体健康也有害。

因此，在睡觉的时候，家长不要让宝宝穿厚睡衣睡觉，最好让宝宝穿一件非常轻薄而柔软的棉制睡衣。因为这类睡衣不仅没有束缚的感觉，而且具有极好的吸湿性与透气性，在宝宝睡眠的状态下，会让热量更多地散发到体表，从而为睡眠创造一个温暖的氛围。

冬季慎防婴儿"捂热综合征"

所谓"捂热综合征"，指的是小儿在寒冷季节由于家长给婴儿过分保暖，或者保暖不当，捂热与蒙被闷热太久造成的，大多发生在1岁以内的婴儿身上。其主要症状为：高热或超高热，全身大汗淋漓，脱水，脸色苍白，哭声比较低，拒绝吃奶。蒙被者还可能会有缺氧的症状，严重者会损伤神经系统以及呼吸系统，表现为抽搐，反应迟钝，呼吸困难，昏迷，甚至可能会危及生命。因此，家长在冬季为婴儿保暖时，一定要注意防止婴儿出现"捂热综合征"。

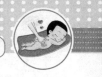

饮　食

　　冬天不仅气温低，宝宝容易感冒，同时也是各种传染病的多发期。这期间，聪明妈妈需要了解冬季饮食的基本原则，从饮食着手，增强宝宝身体的抗寒和抗病能力。

御寒，宝宝冬季饮食要补得对

　　与大人相比，宝宝的耐寒能力要差很多，因此，在冬季，妈妈应当合理安排膳食，从而调整与增强宝宝的御寒能力，让宝宝安全过冬。

　　1.合理摄入高蛋白高脂肪食物

　　很多家长认为，冬季宝宝应摄入更多高蛋白、高脂肪食物，才能增强御寒的能力。可是，现代科学研究表明，在寒冷的冬季，宝宝身体的内分泌系统也会被调动起来，促使宝宝的产热能力得以增强。所以，与其他季节相比，冬季宝宝需要的热量相差不多。因此，不要盲目地让宝宝摄入过多的高蛋白、高脂肪的食物，以免给宝宝增加消化负担。

　　2.加强维生素的补充

　　在冬季，宝宝户外活动会大大减少，阳光照射时间会缩短，所以，宝宝极有可能会缺乏维生素D。因此，妈妈应当及时让宝宝补充维生素D。另外，维生素A可以加强宝宝的耐寒能力，而维生素C能增强宝宝对寒冷的适应性，保护血管，因此，妈妈也要重视让宝宝补充维生素A与维生素C。

3.注重无机盐的摄入

专家表明，倘若体内缺乏无机盐，那么人就会非常容易冷。因此，在冬季日常饮食中，妈妈应当注意让宝宝多吃一些富含无机盐的食物，比如牛奶、绿色蔬菜、豆制品、动物肝脏、海带、紫菜等。

 冬季宝宝应以热食为主

专家建议，在寒冷的冬季，宝宝应当以热食为主。原来，生冷的食物不仅不容易消化吸收，而且还极有可能会对宝宝的脾胃造成伤害，特别是对于那些脾胃虚寒的宝宝。在天气比较冷的冬季，宝宝更应以热食为主，比如，煲汤类、烩炖类以及汤菜等。

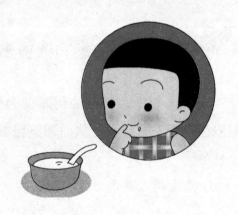

另外，需要注意的是，冬季菜品本身的热量散发速度是非常快的，所以，妈妈在做饭的过程中，可以加入淀粉进行勾芡，这样可以有效地使菜肴保持温度的时间延长。但是，家长给宝宝准备的食物也不能太烫，否则，容易烫伤宝宝。

 冬季宝宝饮食的"三大建议"

在天气寒冷的冬季，在宝宝日常的饮食上，家长应当遵守下面的几点建议。这样，宝宝才能吃得更健康，更安全。

1.宝宝的饮食宜忌

专家表示，在冬季，宝宝不适合吃生冷食物，不宜过量食用肥甘厚味的食物(如大肉、甜食等)，不适合喝冰凉的饮料，并且不适合过量吃柿子、栗子、杏、李等水果或干果；适合吃熟食与热食，适宜吃容易消化的食物，并且适合吃苹果、梨、橙、核桃、花生等水果或干果。

2.经常给宝宝熬粥喝

粥是一种非常适合宝宝吃的食物。因为宝宝的肠胃功能比较弱，而且由于熬煮的时间比较长，粥中的营养物质充分地析出来了，所以，粥不仅含有丰富的营养，而且特别容易吸收。因此，在冬季家长应该经常给宝宝熬粥喝，对于宝宝健康成长有很大的帮助。

3.不要等到渴了才喝水

尽管宝宝在冬季排汗减少，但是大脑以及身体其他器官的细胞为了保证新陈代谢的正常进行，依旧需要充足的水分。所以，家长应当让宝宝及时补充水分，以保障身体的需求，不要等到渴了才喝水。因为当感到口渴的时候，就表明宝宝的身体已经处在缺水的状态了。

通常来说，婴幼儿每千克体重每天需要100~150毫升的水；3~7岁的宝宝每千克体重每天需要90~110毫升的水。

 食谱推荐：适合宝宝的冬季暖汤

冬季寒风凛冽，如果能喝上一碗热腾腾的汤品，那简直就是一种非常美妙的享受，而且，更重要的是，它能让整个身体都变得暖暖的。所以，在冬季，家长不妨让宝宝试试下面的暖汤。

白菜棒骨汤

【原料】新鲜棒骨2根，白菜叶若干，姜片、葱段、大枣、枸杞子、橘子皮、醋、精盐各适量。

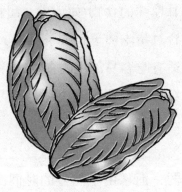

大白菜

【做法】①把棒骨敲碎，然后清洗干净，将骨头渣挑出来后放入开水中焯一下。②将棒骨捞出来放入砂锅中加适量的凉水，然后再放入适量的姜片、枸杞子、葱段、大枣、橘子皮，开大火煮。③开锅之后调小火，放入适量的醋，煮1.5～2个小时后，再放入白菜、精盐，开锅关火即可。

牛肉番茄汤

【原料】牛肉馅250克，番茄、鸡蛋、胡萝卜各1个，精盐、葱末、老抽各适量。

【做法】①将牛肉馅放到一个容器内，鸡蛋打成蛋液，葱末、精盐、老抽加入其中，然后朝一个方向将肉馅搅拌均匀。②在炒锅中放入清水，水开之后用小勺将肉馅慢慢地放到开水中，等到肉丸成形之后盛出来，放入番茄、胡萝卜片，等到番茄煮烂之后，放入肉丸，煮5～10分钟，放入适量的精盐就可以了。

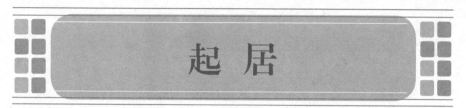

起 居

冬天里，妈妈对宝宝的照料往往更加细心，因为要随时防范宝宝因受凉而生病，比起其他季节来，妈妈的工作也要增添不少新任务、新"麻烦"，所以妈妈要先学点新招。

 冬季带宝宝晒太阳必知的六个学问

在冬季，带宝宝晒天阳也是一门技术活，家长应当做到下面6点，否则，很难达到晒太阳的目的。

（1）晒太阳时间应当适宜。专家建议，正常日光浴以1~2个小时为佳。

（2）晒太阳前适当给宝宝补充营养。晒太阳前给宝宝吃点鱼肝油与补钙的食物，更利于钙的吸收。

（3）晒太阳时让宝宝穿红色服装。因为红色服装的辐射波可以快速将杀伤力强大的短波紫外线"吃"掉，有利于宝宝身体健康。

（4）晒太阳时，不要给宝宝穿太厚。因为宝宝穿得太厚，紫外线很难透过衣服到达皮肤。

（5）不要隔着玻璃晒太阳。因为玻璃会将大部分的紫外线挡在外面，所以隔着玻璃晒太阳起不到什么作用。

（6）在晒太阳前，不要给宝宝洗澡。因为人的皮肤上有种特殊物质，在紫外线照射下可以转化为维生素D_3，促进钙的吸收。但是这种物质在洗澡时会被洗掉。

冬季宝宝的皮肤问题解救对策

每当到了冬季，宝宝的皮肤可能会出现各种各样的问题，比如皲裂、冻疮。现在，我们来介绍一下应该如何护理吧。

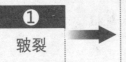

① 皲裂 ➡

如果宝宝皮肤皲裂现象不是很严重，家长只需要给宝宝涂上一些保湿的润肤霜即可。倘若情况非常严重，家长就应当及时带宝宝去医院看皮肤科，让医生进行处理。另外，宝宝洗完手与脸后，必须立即擦干，不要被冷风吹，这样才能使宝宝的皮肤不受伤害。

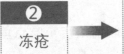

② 冻疮 ➡

在平时，宝宝的手脚应当保持干燥，衣服与鞋袜应当保持温暖而宽松。如果宝宝所穿衣服太紧，就对血管造成压迫，对血液循环产生不良影响，使宝宝长冻疮。家长也可以教导宝宝时常摩擦双手，以便促进血液循环。倘若宝宝已经长了冻疮，那么家长可以用大葱的根煮水擦洗宝宝长冻疮的地方，并且一边洗一边按摩，最后，涂上适量的冻疮膏。倘若局部皮肤已经感染发红，那么家长应当及时带宝宝去医院就诊。

冬季帮宝宝吹散"寒气"不生病

冬季来了，有些明智的妈妈很早就开始训练宝宝对抗寒冷；而有些妈妈还在忙着为宝宝准备各种保暖衣物，总想将宝宝包裹成"大粽子"。专家认为，保暖并不等于把宝宝一定要包成"粽子"，通过下面的4点建议，可以迅速地帮助宝宝吹散"寒气"不生病。

（1）宝宝冬季穿衣不可盲目多加。如果宝宝穿得太厚，那么其身体抗病能力反而会下降，反而更容易生病。

（2）用冷水洗脸。专家表示，在冬季用冷水洗脸洗手，可以增加鼻子对冷空气的适应能力，让宝宝不容易生病。

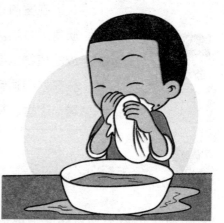

（3）经常为宝宝清洗鼻腔。现代空气污染非常严重，空气中藏着很多致病菌，很容易使宝宝上呼吸道感染而生病。家长经常为宝宝清洗鼻腔，那么病菌自然就无处可藏了。

（4）用毛巾裹肚睡觉。在宝宝睡觉时，家长要用毛巾裹住宝宝的肚子，这样即便宝宝睡觉不老实，也不容易因踢被子而着凉。

 消除隐患，冬季室内安全应对策略

在寒冷的冬季，很多家长都让宝宝整日在家中"猫着"，唯恐受寒而生病。殊不知，室内虽然温暖，但是也藏着很多安全隐患，比如，室内二氧化碳浓度太高、空气过于干燥、植物污染等。面对这些问题，家长不妨参考下面的冬季室内安全应对策略。

每天定时开窗通风，并且开窗次数不得少于2次，每次不得少于30分钟，并且在上午、中午开窗，因为这时的空气质量是最好的。

如果室内空气太湿或太干，都不利于宝宝的身体健康。所以，在干燥的冬季，家长可以利用加湿器、在地面洒水的方式，来调节室内的湿度。

在室内摆放合适的花卉是一种优化室内空气质量的方法。根据花卉专家介绍，适合在室内摆放的植物主要包括文竹、龟背竹、仙人掌、常青藤等；不适合在室内摆放的植物有夹竹桃、洋绣球、丁香、夜来香以及郁金香等。

冬季给宝宝洗澡的注意事项

　　宝宝免疫力与抗病能力很弱，冬季为宝宝洗澡，稍不注意就可能让宝宝着凉，于是，感冒、腹泻等问题就会接踵而来。为此，专家建议，家长在给宝宝洗澡时，应注意以下三个方面：

在冬季给宝宝洗澡时，室温应保持在27～29℃。家长可以充分利用浴霸来提高室内温度，或者尽可能地在白天气温较高的时候，给宝宝洗澡。

洗澡水的温度最好为37～40℃。家长应该先放冷水，然后再放热水进行调试，最好利用洗澡水温计对水温进行测试，这样更准确。

家长可以每隔2～3天为宝宝洗一次澡，不过，家长应保证每天给宝宝洗洗脸，洗洗手，洗洗小屁股。

运 动

冬天，宝宝的户外活动较之春、夏、秋三季相对减少。其实，即便是在寒冬腊月，每天出来呼吸新鲜空气，活动筋骨，对孩子也是必要的。

 ## 天冷了，婴儿如何在冬天做运动

天冷了，婴儿应当怎样在冬季做运动呢？下面我们就来为大家具体介绍一下吧。

1. 2～4个月的婴儿

该年龄段的婴儿应当在家长的帮助下做被动的体操，主要对其胸、肩关节、臂肌肉、膝、股、肘关节及韧带的功能进行锻炼。

2. 4～6个月的婴儿

该年龄段的婴儿可以使背部、颈部肌力得以强化，培养平衡感，所以，在家长的帮助下做翻身练习、坐立等。

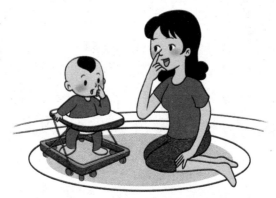

3. 6～8个月的婴儿

该年龄段的婴儿适合主动体操，以便对婴儿的臂力、腕力、腰肌、腹肌、手肌、下肢肌肉、两肘关节及手眼协调能力进行锻炼。

4. 8~10个月的婴儿

该年龄段的婴儿应当重视爬行体操，通过对宝宝的肩、背、胸肌等部位进行锻炼。另外，爬行体操还有利于宝宝的大脑发育。

5. 10~14个月的婴儿

该年龄段的婴儿可以练习站立体操，以便增强宝宝腹肌、下肢肌以及手臂肌，并且对宝宝的协调运动与步行运动进行锻炼。

 ## 设施安全：户外运动健康指南

家长在带宝宝到户外运动时，首先应当注意场地是不是安全，游乐设施安全系数是不是与国家标准相符。对宝宝而言，如果场地高低不平，那么是很不安全的，尽可能不要带宝宝去玩。即便游乐设施与安全标准相符，也可能会由于宝宝的不当操作或意外事件等，发生危险。因此，在玩耍的时候，家长最好陪在宝宝周围，不要离太远或者自顾自地与其他大人聊天。

 ## 打雪仗：活动筋骨，增强抗寒能力

在冬季大雪过后，家长带宝宝到雪地里打雪仗，可以让宝宝呼吸新鲜空气，活动一下筋骨，增强其抵抗寒冷的能力。

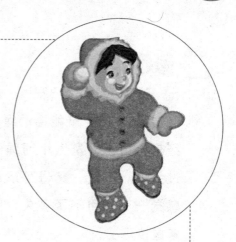

适应年龄

这项运动适合9个月以上的宝宝。当宝宝会爬时，就可以在雪地中对其进行锻炼。

运动要求

找一个覆盖着白雪并且空旷而安全地方，将宝宝放到地上，让宝宝自由地爬、滚、走、跑。然后，家长可以弄一个雪球扔向宝宝，教宝宝尝试着拾起一把雪或弄一个雪球扔向家长。

注意事项

按照宝宝年龄的大小来确定运动时间的长短。1岁左右的宝宝可以玩半个小时，大一点儿的宝宝可以玩1小时，3岁以上的宝宝玩耍时间可适当延长，但也不能没有节制。家长随时帮宝宝将身上的雪拍掉，以防化雪将衣服弄湿，引起宝宝着凉而感冒。

跳绳：长度适中，防止摇动困难

跳绳是一项很适合宝宝在冬季进行的运动，可以很好地锻炼宝宝的四肢、手、脚、腕、肩等部位的协调能力，同时还可以对宝宝的感觉敏锐性进行锻炼。

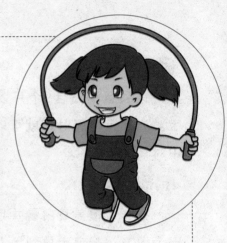

适应年龄

这项运动适合3岁以上的宝宝。当宝宝3岁时，就能摇动绳子了，但经常会由于力量太小而绳子不能摇过头顶。不过，父母可以让宝宝多感觉一下，用不了多久，宝宝就能掌握技巧了。

运动要求

找一个平坦而安全的地方，让宝宝先学习如何空手跳绳，也就是暂时不使用绳子，只练习两只脚同时跳起来，落下去，配合双臂摇动，摇动时以肩作轴。等到宝宝基本掌握后，再教宝宝双手握住绳柄，让绳子垂到宝宝的身后。两只脚跟着绳的摇动而快速跳起来，绳子从脚下滑过去。重复该动作。刚开始时，宝宝不能将绳子甩起来，或者绳子到宝宝的脚边滑不过去，家长应当尽可能地让宝宝去感觉。在手向前摇的瞬间，脚快速地抬起来。绳子从脚下通过，脚马上落地。经过数次实践后，就能使身体各部分默契配合了。

注意事项

绳子的长度应适中，太长会增加宝宝双臂的负担；太短又容易将宝宝绊倒，均对学习跳绳不利。绳子不能太粗太沉，因为这会使宝宝摇动的困难增加。

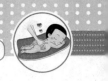

按 摩

冬天，宝宝比较容易生病，一旦生病了，宝宝吃药也比较困难，这时候妈妈可一方面给孩子喂药，一方面配合着穴位按摩的方法，来帮助宝宝恢复健康。

预防外感发热：按揉风池等穴

倘若宝宝发热怕冷，并且伴随有鼻子不通、流鼻涕、打喷嚏或者咳嗽等症状，抑或伴随有头疼、嗓子痒、咽喉红肿等症状，那么，就属于外感发热，可以利用按摩风池等穴位进行治疗。

【按摩步骤】

（1）让宝宝正坐，背向妈妈。

（2）妈妈用左手扶住宝宝的额头，用右手拇指与食指按揉宝宝的两个风池穴。

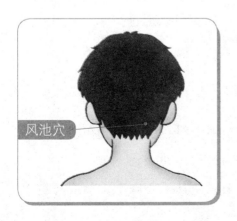

风池穴

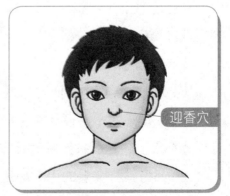

迎香穴

（3）妈妈走到宝宝对面，用双手食指与中指的指腹放在宝宝鼻翼两侧的迎香穴上，按照顺时针或者逆时针方向进行揉动。

（4）妈妈用左手握住宝宝的左手，用右手拇指侧面或者指腹在宝宝的无名末节螺纹上，朝着指根的方向直线推动。换宝宝右手，像之前那样做直线推动。

【按摩效果】

祛风通窍，理气止痛，散热化瘀。可以有效治疗宝宝发热，尤其是外感发热。

【注意事项】

（1）在按摩的过程中，妈妈用拇指指腹垂直用力按压宝宝的风池穴，按揉的时候深浅应适宜，慢慢地用力，以穴位处微微有胀感为宜。

（2）在按摩的时候，妈妈用力应该轻柔而且均匀，手指不要从所接触的宝宝的皮肤上离开。

 ## 预防食积发热：按揉劳宫等穴

如果宝宝表现为低烧、厌食、呕吐、睡不安稳等症状，那么宝宝极有可能患上了食积发热，这时，家长可以通过按摩宝宝的劳宫等穴进行治疗。

【按摩步骤】

（1）让宝宝正坐，面向妈妈。

（2）妈妈用左手握住宝宝的左手，将右手拇指放在宝宝的手背外劳宫穴上，然后按照顺时针方向进行揉动。

（3）妈妈将宝宝的手背翻过来，使其手心向上，然后将右手拇指放在宝宝的手心内劳宫穴上，然后按照顺时针方向进行揉动。

（4）妈妈用两拇指从宝宝的眉头向眉梢进行分推。

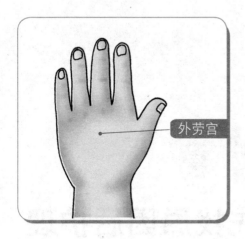
外劳宫

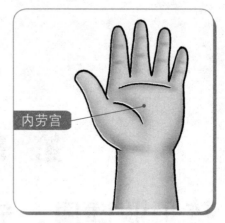
内劳宫

【按摩效果】

清脑明目，通鼻开窍，清热泻火。可以有效防治宝宝发热，尤其是食积发热。

【注意事项】

在按摩的过程中，妈妈用力应柔和而均匀，不能用力过猛。

第七章

孩子亚健康，先找原因后护理

在宝宝的成长过程中，由于各种原因，宝宝的身体可能会陷入亚健康的状态：腹胀、盗汗、磨牙、上火等各种麻烦接踵而来，搅得宝宝不能安宁。这些问题看似很小，但是若不及时诊治，那么必然会对宝宝的成长发育造成不良影响。至于具体应当如何处理，妈妈学完本章内容就知道正确答案了。

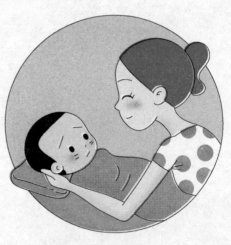

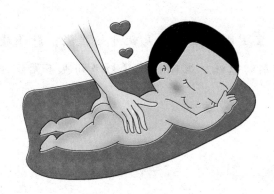

腹胀 盗汗

磨牙 上火

腹　胀

　　有妈妈发现，宝宝刚出生没几天就开始腹胀，肚子硬硬的，并且伴随着偶尔的呕吐、哭闹，吃了好多药也不见效，这可急坏了妈妈。

 找原因：吸入空气，排气障碍

　　只要留心观察，我们就不难发现，小宝宝的肚子看上去都是鼓鼓的，这是为什么呢？原因就是：宝宝的腹壁肌肉还没有发育完全，却需要容纳与成人一样多的器官造成的。在腹肌没有足够承担能力的情况下，腹部就会变得比较突出，特别是抱起宝宝的时候，鼓腹就变得更加明显，甚

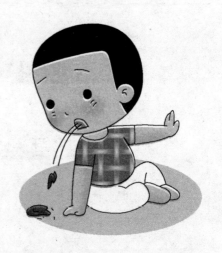

至会下垂。此外，婴儿的身体前后是呈圆形的，不像成人是呈扁平状的，这也是宝宝的肚子看上去鼓鼓的原因所在。

　　除了上述原因之外，另外一个造成宝宝腹胀的最常见的因素，就是婴儿比成人更加容易胀气，而造成他们胀气的原因主要包括下面几个方面。

（1）宝宝进食、吸吮过于急促，吸入了空气，特别是宝宝饿了很久才喂奶的时候。

（2）奶瓶奶嘴的大小不合适，造成空气通过奶嘴的缝隙进入宝宝的体内。

（3）宝宝在吃奶之前哭闹。

（4）吸入的奶水，在消化道内通过肠内菌与其他消化酶的作用下消化，产生了大量的气体。

（5）配方奶太烫或太冷。

妈妈们知道了宝宝腹胀的原因，就可以对症下药，也就不会延误治疗的最佳时机了。

 会研判：胃肠道积气的诊断要点

虽然引起腹胀的原因很多，其中最主要的原因之一就是胃肠道积气。那么，作为新妈妈，应该如何判断宝宝是不是患上胃肠道积气呢？

在医学上，胃肠道积气又被称为"生理性积气"，主要是指宝宝在出生之后胃肠道逐渐充气，并且在整个婴幼儿时期全消化道都处于一定程度的充气状态。在临床上表现为一定程度的腹部膨隆。

那么，胃肠道积气应该如何进行诊断呢？

要点一：整个腹部均匀的胀气，且腹胀程度和年龄有关，新生儿期较为明显，随年龄增大腹胀程度逐渐减轻。

要点二：通常我们根本看不到肠型及蠕动波，但新生儿尤其是早产儿因为腹壁薄，时常可以隐隐约约看到肠型。触诊腹部柔软，叩诊呈鼓音，无肠鸣音。

要点三：进行影像学检查。不过，如果临床医生可以确诊，最好不要做。

只要明确以上要点，那么判断宝宝是不是胃肠道积气就简单多了。

 明危害：影响呼吸，滞留毒素

如果宝宝只是轻微的腹胀，不需要过于紧张，只要在平时喂奶的时候注意一下，就可以在一定程度上缓解症状。可是，如果腹胀很严重，就需要带宝宝到医院就诊了，否则会有生命危险。在这里，我们就需要明确了解小儿腹胀的危害了。

因为腹腔胀气，会导致横膈升高，胸腔变小，肺部的呼吸受到严重的阻碍，可能会引起呼吸困难。

腹部胀气，横膈上提，让胸腔的压力增大，心脏的舒张与收缩功能受到严重影响。肠腔胀气，肠内压升高，严重影响了肠壁的血液循环。腹腔内压升高，下腔静脉的回流受到严重的阻碍，因为回心量减少，影响了心脏的射血。

严重腹胀会导致肠腔内的滞留物增多，肠壁受到压迫，不但会影响肠内物质的吸收，还会让肠壁血浆渗入肠腔，让水电解质失去平衡。

④ 毒素吸收 ⟶ 肠腔内滞留的食物在细菌的作用下发酵腐败，产毒产气，让机体吸收，加重病情。

新生儿体质弱，抵抗力差，所以妈妈在护理新生儿的时候需要特别注意，以免宝宝因为免疫力低下患上腹胀等疾病，增添宝宝的痛苦，影响宝宝的健康成长。

食疗调：萝卜是餐桌上的"良药"

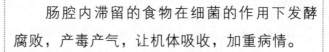

冬令进补一直是中国人的养生传统，就连宝宝们也是一样，所以，每到这个季节妈妈们就会给宝宝吃一些富有营养的东西。但是，如果不是在医生的叮嘱下进补，就很有可能会出现腹胀、厌食、精神不振等症状。如果宝宝遇到这种情况，妈妈该怎么办呢？

不要着急。此时，妈妈可以喂宝宝一些萝卜汤。萝卜性平，味辛、甘，入脾、胃经，有消食的功效。如果宝宝对于单调的萝卜汤没有兴趣，妈妈可以学习一下用萝卜烹饪的美食，勾起宝宝的食欲。

白萝卜粥

【原料】白萝卜1个，粳米50克，红糖适量。

【做法】把白萝卜、粳米分别洗净。萝卜切片，先煮30分钟，再加粳米同煮（不吃萝卜者可捞出萝卜后再加米）。煮至米烂汤稠，加红糖适量，煮沸即可。

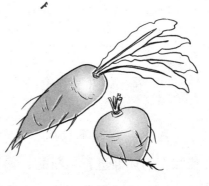

白萝卜

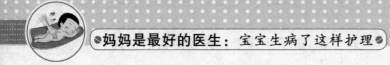

🌱 萝卜包肉卷

【原料】大白萝卜1根，鸡肉100克，猪肉馅50克，香菇2朵，鸡蛋1枚，小葱叶、枸杞子、蚝油、姜末、花椒面、精盐、鸡精、淀粉各适量。

【做法】白萝卜去皮，洗净切成薄片。香菇洗净切成细颗粒。葱叶洗净待用。鸡肉洗净切成肉馅，和猪肉馅、香菇、淀粉、鸡蛋、精盐、鸡精、花椒面一起调和均匀作为馅用。锅里加水，烧开再把白萝卜烫软捞出（烫萝卜大概1分钟左右），把肉馅包在萝卜里面，再用葱叶扎紧，摆盘上蒸锅蒸8分钟（水开后才上笼），拿出。另一口锅加油烧热，放入蚝油、枸杞子和少许水，再用淀粉调成汁淋在萝卜上即可。

🌱 瘦肉萝卜汤

【原料】白萝卜100克，猪瘦肉30克，胡萝卜10克，芹菜、生姜、豆芽各5克，鸡汤、花生油、精盐、味精、白糖各适量。

【做法】猪瘦肉用刀剁成肉泥，白萝卜去皮，切成中丝，芹菜切段，生姜去皮切丝，胡萝卜去皮切丝。烧锅加水，等水开时投入白萝卜、胡萝卜丝，煮去其苦味，捞起待用。另烧锅下油，倒入花生油，姜丝、肉泥炝锅，注入鸡汤烧开，加入胡萝卜、白萝卜、芹菜、豆芽，调入精盐、味精、白糖煮至入味即成。

❤ 经络调：按摩疗法消除宝宝腹胀

胀气究竟算不算病，是否需要治疗，原则上是以宝宝的临床症状作为标准进行判断的，如果宝宝能吃能拉，不呕吐，活动力良好，排气正常，肚子摸起来软软的，那么就属于功能性腹胀，不需要治疗，选用按摩手法就可以让宝宝的不适症状得到缓解。

1.推板门穴

【按摩操作】

（1）让宝宝正坐，面向妈妈。

（2）妈妈用左手握住宝宝的左手，使其手心向上，将右手拇指的指腹放在宝宝的板门穴上进行旋转推动，推200次。

（3）换宝宝的右手，重复上述动作。

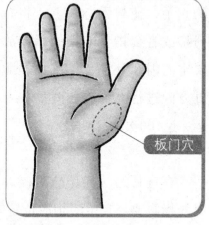

【注意事项】

在操作的时候，妈妈的拇指指腹要与宝宝的大鱼际部分紧紧地贴在一起，其推动的频率为每分钟100次。

2.摩中脘穴

【按摩操作】

（1）让宝宝平躺在床上。

（2）妈妈将食指、中指、无名指以及小指四指的指腹或者掌心放在宝宝的中脘穴上，然后按照逆时针方向进行旋转摩揉，摩5分钟。

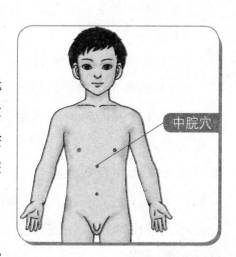

【注意事项】

在操作过程中，妈妈的掌心或者指腹用力的部分应随着腕关节的运动而旋转，并且动作应协调一致，做到皮动而肉不动，其频率应为每分钟120次。

3.运内八卦

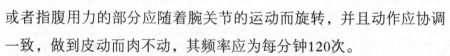

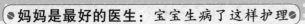
【按摩操作】

（1）让宝宝正坐，面向妈妈。

（2）妈妈用左手握住宝宝的左手，使其手心向上，将右手拇指或者食指、中指的指端放在宝宝的内八卦上，然后按照顺时针方向进行环形旋转摩擦或者掐运，运100次。

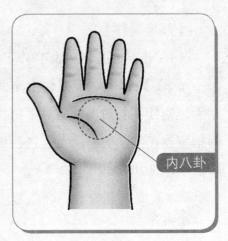
内八卦

【注意事项】

在进行运法操作的时候，妈妈的指腹要与宝宝的相应位置紧紧地贴在一起；在摩动的过程中，应轻轻地，不能太重，应慢慢地，不可太急，不要带动宝宝的皮下组织，其频率为每分钟80～160次。

4.按揉天枢穴

【按摩操作】

（1）让宝宝平躺在床上。

（2）妈妈先用双手拇指或者食指指尖放在宝宝两侧的天枢穴上用力地进行按压，然后用双手拇指或者食指的指腹放在宝宝的天枢穴上，按照顺时针或者逆时针方向进行旋转揉动，这样交替进行按揉1分钟。

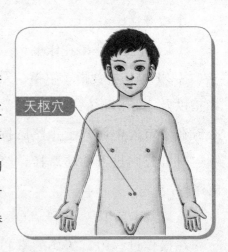
天枢穴

【注意事项】

在进行按法操作的时候，妈妈应慢慢地用力，不要突然用力，也不要用力太大；在进行揉法操作的时候，妈妈用力应当均匀而柔和，手指不要从所接触的宝宝的皮肤上离开，其揉动的频率应为每分钟80~250次。

5.按揉足三里穴

【按摩操作】

（1）让宝宝坐在床上，双腿伸直。

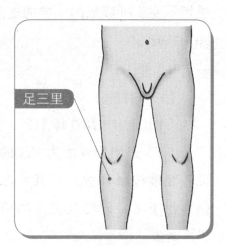

足三里

（2）妈妈将右手拇指的指端或者指腹放在宝宝左腿的足三里穴上用力进行按压，然后按照顺时针方向进行旋转揉动，这样交替进行按揉1分钟。

（3）换宝宝的右腿，重复上述动作。

【注意事项】

在进行按法操作的时候，妈妈应慢慢地用力，不要突然用力或者用力过大；在进行揉法操作的时候，妈妈用力应当均匀而柔和，手指不要从所接触的宝宝的皮肤上离开，其频率为每分钟80~250次。

6.按揉脾俞穴

【按摩操作】

（1）让宝宝正坐，背向妈妈。

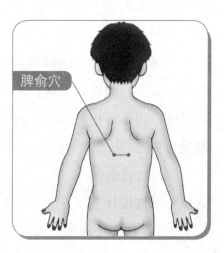

脾俞穴

（2）妈妈双手的拇指、中指或者食指的指尖分别点按在宝宝两侧的脾俞穴上，然后用手指轻轻地按照顺时针或者逆时针方向进行旋转揉动，这样交替进行按揉1分钟。

【注意事项】

在进行按法操作的时候，妈妈应慢慢地用力，不能突然用力或者用力太大；在进行揉法操作的时候，妈妈用力应均匀而柔和，手指不要从所接触的宝宝的皮肤上离开，其按揉的频率为每分钟80～250次。

7.捏脊

【按摩操作】

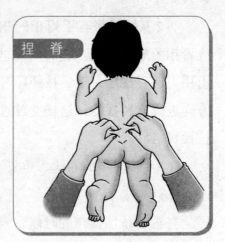

捏 脊

（1）让宝宝趴在床上。

（2）妈妈用双手为宝宝的背部轻轻地按摩几遍，使其背部肌肉放松下来，同时让宝宝的情绪不再紧张。

（3）妈妈使用捏法从宝宝的尾骨端一直捏到宝宝的颈部大椎穴，捏5～10遍，在捏最后1遍的时候，妈妈每捏3下，就要用力向上提1次，直到宝宝的皮肤红润微微充血为止。

【注意事项】

在操作的时候，妈妈捏起宝宝皮肤的多少与力度大小都要适宜，不能太过用力，否则宝宝会因为不适而反抗哭闹。捻动向前的时候，需要按照直线前进，不能偏也不能斜。另外，不要拧转宝宝的皮肤，也不要捏得太紧，否则，很难捻动向前推进，捏少了则很难捏起宝宝的皮肤。

8.按揉胃俞穴

【按摩操作】

（1）让宝宝趴在床上。

（2）妈妈将双手拇指的指腹放在宝宝两侧的胃俞穴上进行按压，然后按照顺时针或者逆时针方向进行旋转揉动，这样交替进行按揉1分钟。

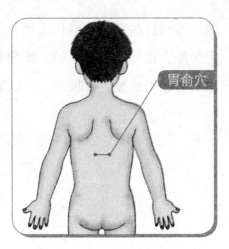

胃俞穴

【注意事项】

在进行按法操作的时候，妈妈的拇指应伸直；按压的时候，妈妈应垂直用力，其力度大小应慢慢地从轻到重，频起频按，不要离开穴位；在进行揉法操作的时候，妈妈用力应当均匀而柔和，手指不要从所接触的宝宝的皮肤上离开，其频率为每分钟80～250次。

 避误区：豆制品对宝宝腹胀没有影响

宝宝经常因为腹胀而哭闹不止。针对这种情况，专家给出的建议是：如果宝宝频繁腹胀，过度哭闹，哺乳妈妈不妨注意一下自己的饮食或宝宝的饮食。

虽然很多人都认为大豆是健康食物，多食用一些对于身体有好处，但是在寒冷的冬季，大量食用很容易造成腹胀。一方面，由于天气寒冷，宝宝的身体受凉之后胃酸的分泌量不断增加，胃肠发生痉挛性收缩。另一方面，天气转凉之后宝宝的食欲增加，食量增加会让胃部十二指肠的压力变大，就很容易患上肠道疾病，尤其是婴幼儿的抵抗力差，受凉之后会引起胃部不适，出现腹胀。如果吃了大量的豆类，胃部研磨食物的工作量大增，排空放缓，导致上腹饱胀。等到这些食物在消化道消化的时候，会产生大量的气体，使胀上加胀，让宝宝备受煎熬。即便是妈妈吃了之后，豆制品中的成分也会通过奶水被宝宝吸收，所以哺乳妈妈最好少食用豆制品。

盗 汗

<u>身体健康的孩子睡眠都相对比较安稳，但是如果孩子身体出现异常，睡觉时就会有反复翻身或者磨牙等状况，其中以盗汗为主要病理特征，孩子盗汗的原因有哪些呢？</u>

 ## 找原因：分清生理、病理

盗汗是一种睡后出汗异常，睡醒汗止的疾病，属于一种常见病。宝宝之所以会出现盗汗，主要可以从生理与病理两个方面找原因。

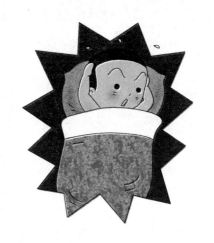

1.生理性盗汗

宝宝的皮肤非常娇嫩，含有较多的水分，毛细血管十分丰富，新陈代谢旺盛。再加上宝宝的神经调节功能还没有发育完善，所以宝宝在活动的时候很容易出汗。如果宝宝在入睡前进行过很多活动，其身体中的各个脏器功能代谢则处于活跃的状态下，能促使机体增加产热。因此，为了更好地散热，宝宝的皮肤血管张开，汗腺分泌增加，表现为大汗淋漓。另外，如果宝宝睡前吃东西，就可以促使胃肠的蠕动增强，胃液的分泌量也会增多，汗腺的分泌自然也会增多，这会导致宝宝入睡以后出汗很多，特别在刚入睡的前2个小时内。除此之外，如果房间中温度太高，或宝宝的被子盖得太厚，或使用了电热毯时，都可能会引发宝宝在睡眠时出大量的汗。

2.病理性盗汗

有的宝宝入睡以后，主要在上半夜出汗，这通常是由于血钙偏低所致。低钙很容易增强交感神经的兴奋性，这就好像将汗腺的"水龙头"打开了，于是，宝宝的汗水唰唰往外流。另外，患有结核病的宝宝，在晚上睡觉时也会发生盗汗，以整夜出汗不止为特点。

总而言之，只要是能对人体体温调节中枢产生影响，能增强交感神经兴奋性的原因与疾病，都可以诱发小儿盗汗。家长应当认真观察，综合分析以后再进行准确的判断，不可随便用药，避免造成不良后果。

会研判：四种类型盗汗症中医诊疗

中医学认为，小儿盗汗可分为4种类型，每种类型的表现都有所差别。家长可以以此作为诊断的依据。

① 表虚不固型 →	多发生在体质虚弱的宝宝身上，主要表现为：经常性出汗，并且伴有盗汗，出汗以头颈部、肩背部为主，活动后更加严重，汗后全身无力疲惫，畏惧寒冷。平时容易感冒，面色惨白，唇色较淡，肢端较冷，苔薄白，舌质淡，脉细弱。

②营卫失调型 → 多发生在急慢性疾病后期的宝宝身上，主要表现为：以自汗为主，或伴有盗汗，全身汗出，畏寒怕风，但不发热，或伴有低热，神色疲倦，食欲不振，苔薄发白，舌质淡，脉缓。

③气阴亏虚型 → 多发生在患有急病、久病或重病后调养不善的宝宝身上，主要表现为：以盗汗为主，也经常伴有自汗，身体消瘦，精神不振，或伴低热，口干舌燥，手足心热，口唇淡红，舌质较淡，脉细弱或细数。

④脾胃积热型 → 有些宝宝因为饮食不懂得节制，吃了太多肥甘厚味的食物，可是其脾胃功能不强，结果致使脾胃湿热蕴积，热迫津液外泄，因此出现盗汗或自汗。主要表现为：出汗以头部或四肢居多，出汗以后皮肤的温度很高，汗液的颜色发黄，口臭，口渴却不想喝水，小便黄赤，舌苔黄腻，舌质发红，脉滑数。

 明危害：宝宝盗汗则小病不断

　　专家认为，如果宝宝长时间盗汗，那么，宝宝必然气虚，气虚会影响到血，则会对脾产生影响，继而对五脏六腑产生不良影响，导致宝宝的体质下降，其抵抗疾病的能力自然也会随之下降。于是，各种致病菌就会乘虚而入，侵入宝宝的体内，引发各种疾病。

专家表示，宝宝盗汗，则小病不断。平时，患有盗汗的宝宝会发生低热或者潮热、五心烦热、颧红、头晕、小便不通、大便干燥等病症。

因此，作为家长，应当对宝宝的盗汗给予足够的重视，通过认真仔细的观察，综合细心的分析，找出病因，并且做出有效的治疗。当然了，如果家长无法正确地进行诊断，那么也可以带着宝宝去医院求助医生。

食疗调：宝宝多汗症的食疗方

盗汗直接影响宝宝的身体健康，严重时甚至可能会使宝宝的生长、发育延缓。如果你家宝宝患有盗汗，那么你可以让宝宝试试桂圆莲子汤。桂圆味甘，性平，具有养血安神、补虚长智的作用；莲子味甘、涩，性平，具有补脾涩肠、养心益智的作用；而红糖味甘，性温，具有补脾养肝、补血活血、散寒祛风的作用，三者做汤可以有效缓解宝宝盗汗，尤其是由于脾胃虚弱引发的盗汗。

🌱 桂圆莲子汤

【原料】桂圆肉、莲子（剥皮去心）各15克，红糖适量。

【做法】将莲子与桂圆肉一起放到砂锅中，加入适量的清水，煮至莲子软熟；再加上适量的红糖，稍微煮一会儿即可。

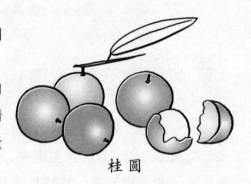

桂圆

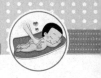

 经络调：按揉肾顶穴保健止汗

如果你家宝宝出现盗汗的症状，家长除了可以利用食疗法进行治疗之外，还可以通过按揉肾顶穴的方法来保健止汗。

【按摩操作】

（1）妈妈用左手的食指与中指夹持宝宝的左腕部。

（2）用右手的食指与中指夹持并固定宝宝的小指。

（3）用右手的拇指端按揉宝宝的肾顶穴100～300次。

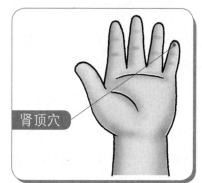

肾顶穴

（4）换宝宝的右手，重复上述动作。

【注意事项】

妈妈在按揉宝宝肾顶穴的过程中，一定要注意用力适度而均匀，不能用力太猛。

 避误区：莫入补钙不盗汗误区

有的宝宝晚上一睡觉，头上、后背等处就会出很多汗，有的甚至一整夜都在出汗。很多家长就认为，宝宝这是由于缺钙所致。因此，就开始积极地给宝宝补钙，不仅在日常饮食上选择含钙量比较高的食物，而且还经常给宝宝吃钙片，带宝宝晒太阳。

其实，这完全是一种错误的认识。的确，如果宝宝缺钙，可能会出现入睡后多汗的症状。但是，宝宝入睡后多汗不一定就是缺钙造成的，也有可能是宝宝患上了盗汗。因为家长不能因为宝宝睡后多汗就使劲给宝宝补钙。要知道，补钙补多了也会对宝宝的身体造成不良的影响，比如，导致宝宝出现心律失常、高钙尿、各器官钙化等症状。

磨 牙

有些宝宝晚上入睡后常把牙齿磨得咯咯响。医学上称之为夜磨牙症。夜磨牙发生在熟睡时，自己并不察觉，所以也无法控制，这让妈妈们更是手足无措。

 ## 找原因：晚上磨牙的六大原因

有些宝宝在晚上睡觉时，很不安稳，经常咯吱咯吱地磨牙，那么，你知道宝宝为什么会磨牙吗？

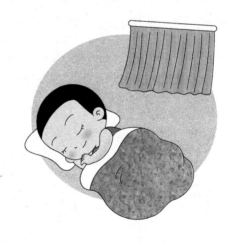

1.肠道中有蛔虫

有些宝宝的小肠中寄生着蛔虫，它们不但与宝宝掠夺营养物质，刺激肠壁，分泌毒素，导致消化不良，而且还会致使宝宝烦躁与夜间磨牙。

2.晚饭吃得太饱或临睡前加餐

这导致宝宝在入睡的时候，胃肠道中还有很多没有被消化的食物，促使消化系统不得不"加班"，连续进行工作，甚至还会调动起咀嚼肌，使之不自觉地收缩，引发磨牙。

3. 体内钙、磷代谢紊乱

因为宝宝体内钙、磷代谢出现紊乱，导致骨骼脱钙，肌肉酸痛以及植物神经紊乱，进而引发了多汗、夜惊以及夜间磨牙等症。

4. 精神因素

有些宝宝平时不磨牙，但倘若临睡前看了紧张、恐怖的动画片或电视，就会使神经系统处于兴奋状态，引发夜间磨牙。另外，如果宝宝压力太大，也会使精神紧张，导致晚上睡觉磨牙。

5. 牙齿排列不齐

如果宝宝牙齿排列不齐，咀嚼肌太大或长时间用一侧牙进行咀嚼，牙齿咬合不太好等，都可能导致颞下颌关节功能紊乱，从而引发夜间磨牙。另外，牙齿排列不整齐的宝宝，其咀嚼肌的位置也经常不正常，晚上睡觉时，咀嚼肌往往会无意识地进行收缩，引发磨牙。

6. 睡眠姿势不佳

倘若宝宝睡觉时头常常偏向一侧，会导致咀嚼肌不协调，使得受压的一侧咀嚼肌发生不正常收缩，进而引发磨牙。如果宝宝蒙着头睡觉，因为二氧化碳积聚，氧气供应不充足，也会引发磨牙。

 会研判：典型症状是"夜磨牙"

大家都知道，磨牙的典型症状就是"夜磨牙"，即入睡之后，牙齿磨动，并且伴随有咯吱咯吱的响声。当然了，除此之外，诊断磨牙还要注意以下几点。

（1）宝宝牙齿的合面、邻面严重磨损。

（2）宝宝有牙周、牙槽骨、牙龈萎缩，牙松动、移位等改变。

（3）宝宝的嚼肌疲劳，咬合无力。

（4）伴随有颞颌关节功能紊乱症状。

（5）宝宝起床后有头颈部疼痛症状。

 明危害：磨牙对孩子的不利影响

　　宝宝只是偶尔发生夜间磨牙，不会对身体健康造成影响，但若经常性磨牙，那么妈妈就要注意了。

　　如果宝宝经常磨牙，就会导致牙齿过早磨损，将牙本质露出来，诱发牙本质过敏，遇到热、冷、酸、甜等刺激就会产生强烈的疼痛感。

　　宝宝在磨牙的时候，面部肌肉，尤其是咀嚼肌不断地进行收缩。久而久之，宝宝的咀嚼肌纤维就会增粗，脸型变方，对宝宝的面容产生影响。

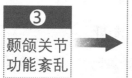

　　倘若宝宝牙齿磨损十分严重，牙的高度降低，面部肌肉太过疲劳，就会造成颞颌关节紊乱综合征，在说话或吃饭的时候，宝宝的下颌关节与局部肌肉就会十分酸痛，甚至出现张口困难的症状。

4 形成牢固的条件反射 → 有的宝宝由于磨牙时间太长，尽管经过治疗，已经消除了诱发磨牙的病因，但是因为大脑皮层已经形成了牢固的条件反射，所以，夜间磨牙不会马上消失，还要持续一段时间。

食疗调：枸杞菜是"良药"

倘若你家的宝宝不幸惹上了磨牙的麻烦，那么妈妈可以在日常饮食中适当地让宝宝多吃点枸杞菜，因为枸杞菜具有滋补肝肾、健胃清肠、清虚热、降肺火的作用，能有效缓解宝宝夜间磨牙的症状。现在，我们就为大家介绍一道关于枸杞菜的美食。

枸杞菜猪肝瘦肉汤

【原料】枸杞菜320克，猪肝160克，猪肉（肥瘦）80克，鸡蛋、生粉、姜、精盐各适量。

【做法】将枸杞菜的叶子摘掉，将菜梗煎水，然后捞出来；将猪肝与猪肉切成片状，用生粉搅

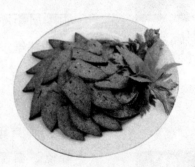

猪肝

匀；将用菜梗煎好的水加入姜、猪肝、肉片一起煲5分钟；再加菜叶、鸡蛋、精盐煮熟就可以了。

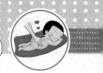

经络调：肚脐按摩，三分钟奏效

亲爱的家长，你还在为宝宝夜间磨牙担忧吗？不要慌，不妨试着给宝宝的肚脐进行按摩，只需要3分钟就能奏效。

【按摩操作】

（1）让宝宝平躺在床上。

（2）妈妈将掌心放在宝宝的肚脐处，然后按照顺时针或者逆时针方向进行按摩，按摩3分钟。

【注意事项】

在操作的时候，妈妈要注意用力适中而轻缓，速度应协调而均匀。另外，在按摩之前，妈妈应先将手心搓热。

避误区：孩子磨牙多吃生橘皮

有民间偏方称，睡前给孩子吃几块生橘皮就可以防磨牙，不少妈妈们都纷纷表示生橘皮确有"奇效"！这真是橘皮的功效吗？儿科专家表示：磨牙的原因很多，主要是两方面造成的：

第一种是精神压力过大。口腔作为人和外界交流的重要通道，有表达情绪的作用，白天过大的压力会刺激大脑的相应部位，通过神经引起咀嚼肌持续收缩，从而造成磨牙；

第二种是肠道中可能有寄生虫导致的，特别是儿童磨牙，很可能是肠道寄生虫引起的。

而生橘皮也叫陈皮，主要的作用是健胃，在理论上既没有舒缓情绪的作用，也没有抑制肠道寄生虫的效果。因此，此方对治疗磨牙管用，更多的是一种误解。

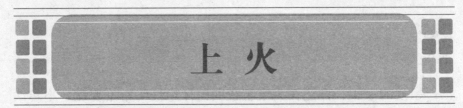

上 火

宝宝体质与成人不同，他们新陈代谢旺盛，生长发育快速，中医称之为"纯阳之体"。在正常状态下维持着一种动态平衡，一旦有外部原因打破了这种平衡，就容易导致内热上火。

 ## 找原因：孩子为什么容易"上火"

大家都知道，在日常生活中，不管是大人还是宝宝都可能会上火。但是，你知道宝宝为什么容易"上火"吗？

1.正不敌邪

中医学认为，宝宝之所以容易"上火"，主要是由于体质方面的原因所致。宝宝的脏腑比较娇嫩，形气还未充，正气刚萌发，暑、湿、燥等各类病邪很容易趁机侵入宝宝的身体，一旦病邪滞留在宝宝的身体中，那么就很容易"郁而化火"。

2.阴阳不调

中医学认为，小儿为"纯阳之体"，阳有余而阴不足，很容易发生阴虚火旺、阴液亏虚、虚火上升。所以，宝宝"上火"经常是"实火"与"虚火"一起出现，并且互相进行影响，互为因果，形成一种恶性循环。

3.便秘可引发"上火"

宝宝"上火"还与日常饮食及生活习惯有关。宝宝牙齿的咀嚼功能不强，爱吃精细的食物，纤维素摄入量相对较少。倘若宝宝平时吃了太多高蛋白、高热量食物，而又缺乏运动与活动，那么很容易造成消化不良，积食成滞，郁积胃肠中，引发便秘，进而造成化热、化火。

另外，宝宝的肠道蠕动功能比较弱，消化液分泌比较少，很容易造成便秘，这就是虚火内燥的表现之一。

 ## 会研判：宝宝上火的五种表现

如果宝宝上火了，会有哪些表现呢？总结起来，大致包括下面五点。

1.皮肤干燥

因为宝宝皮肤娇嫩，倘若让宝宝长时间上火，皮肤很容易变得十分干涩，甚至出现皲裂。

2.口舌生疮

很多宝宝在上火后都会发生嘴角糜烂、干裂，嘴唇上面起疱疹，口腔黏膜以及舌头溃疡等症状。

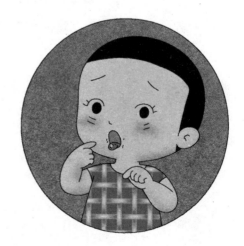

3.眼屎增多

不少宝宝在上火后，眼内的分泌物会增多，特别是在早晨起床的时候，可以看到其眼角有很多眼屎，严重时会将眼睑粘住。

4.腹泻

宝宝的消化系统功能不强，如果上火的话，那么很容易引发腹胀、腹痛、腹泻等病症。

5.大便干结

有些宝宝在上火之后会出现便秘，排便的时候，由于肛门受到干结粪便的刺激而产生疼痛的感觉。

明危害：上火后易引发五种疾病

妈妈们可不要以为宝宝上火是一件小事儿，要知道，宝宝上火后很容易引发下面的五种疾病呢。

宝宝上火是诱发上呼吸道感染的导火线，因为宝宝上火后，咽喉部很干燥，抵抗力也随之降低。如果此时宝宝受到感冒病毒等感染，就会发生上呼吸道感染。

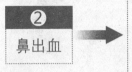

如果宝宝上火了，那么其鼻黏膜就会变得十分干燥，引发黏膜下小血管破裂而出现鼻出血。

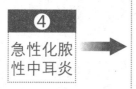

③ 急性喉炎

因为宝宝的喉腔比较狭小，声门下软骨疏松而柔软，黏膜内有丰富的血管与淋巴管，如果上火，其咽喉就会发生炎症，此时，很容易产生喉头痉挛性水肿，导致喉梗阻，形成急性喉炎。主要表现为呼吸困难，鼻翼煽动，声音嘶哑，咳嗽的时候发出空空的响声，面色苍白等。

④ 急性化脓性中耳炎

相较于成人，宝宝的咽鼓管位置为水平状，而且又宽又直又短，上火之后，鼻涕就会增多，咽喉部发生炎症。此时，鼻咽部的细菌或者病毒可能会通过咽鼓管向中耳进犯，诱发急性化脓性中耳炎。

⑤ 百日咳

宝宝上火之后，会出现咽喉干痛的症状，其呼吸道黏膜很可能会遭遇百日咳杆菌的侵犯而发病，形成百日咳。

食疗调：五种"去火"食疗法

专家表示，宝宝上火，这"火"并不是一种火，或是心火，或是肺火，或是胃火，或是肝火，或是肾火。不管哪一种火，都可以通过食疗法来治疗。

🍃 莲子汤去心火

【原料】莲子(不去莲心)30克，栀子15克，冰糖适量。

【做法】将莲子清洗干净，将栀子用纱布包起来；在锅内加入适量的水，待水开之后，将莲子与栀子放进去，用大火煮，10分钟后，加入适量的冰糖，小火慢熬。待莲子与栀子煮烂即可。

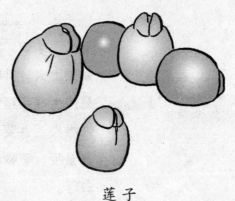

莲子

🌱 猪肝汤去肺火

【原料】猪肝1付，菊花30克。

【做法】将猪肝清洗干净，将菊花用纱布包好，一起放入锅内煮汤，猪肝煮熟就可以了。

🌱 绿豆粥去胃火

【原料】石膏粉30克，粳米、绿豆各适量。

【做法】砂锅放入适量的水，煎煮石膏，然后过滤去渣，取其清液，再加入适量的粳米、绿豆一起煮粥。

🌱 梨水去肝火

【原料】川贝母10克，梨2个，冰糖适量。

【做法】将川贝母捣碎成末，将梨削皮后切成块状，然后，加入适量的冰糖与清水，一起炖，待梨炖软后即可。

🌱 猪腰汤去肾火

【原料】猪腰2个，枸杞子、山萸肉各15克。

【做法】在砂锅内放入适量的水烧开，然后放入猪腰、枸杞子与山萸肉，用大火煮，煮至猪腰熟就可以了。

经络调：经常按摩可润燥降火

宝宝的机体功能还不完善，上火生病不能自己进行调节，倘若放任不管，则会严重影响宝宝的身体健康。这时，妈妈可以通过按摩的方法进行治疗，既没有副作用，而且效果显著。

1.掐揉合谷穴

【按摩操作】

（1）让宝宝正坐，面向妈妈。

（2）妈妈用左手握住宝宝的左手，将右手的拇指指腹重掐宝宝左手的合谷穴，然后按照顺时针或者逆时针方向进行揉动，这样交替进行掐揉1分钟。

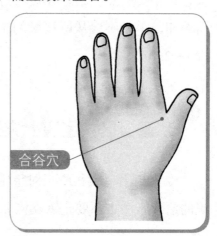

（3）换宝宝的右手，重复上述操作。

【注意事项】

在进行掐法操作的时候，妈妈的指甲应慢慢地用力，垂直重掐宝宝的合谷穴，用力以深透为宜，不可粗暴用力；在进行揉法操作的时候，妈妈用力应当均匀而柔和，手指不要所接触的宝宝的皮肤上离开，其频率为每分钟120～250次。

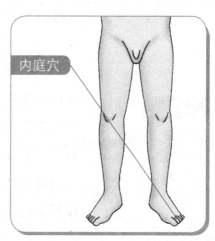

2.按揉内庭穴

【按摩操作】

（1）让宝宝正坐，面向妈妈或者平躺在床上。

（2）妈妈用左手握住宝宝左脚踝，右手大拇指弯曲，指端放在宝宝的内庭穴上按压，然后轻轻地进行揉动。这样交替按揉1~3分钟。

（3）换宝宝的右脚，重复上述动作。

【注意事项】

在进行按摩操作的过程中，妈妈应慢慢地用力，不要用力太大，也不要突然用力；在进行揉法操作的时候，妈妈用力应当均匀而柔和，手指不要从所接触的宝宝的皮肤上离开，其频率为每分钟120~250次。

避误区：宝宝上火避开三个误区

专家指出，家长应当对宝宝"上火"给予足够的重视，采用正确的治疗方法，不要走入误区，让上火阻碍宝宝健康成长。

❶ 拖延用药危害大	有些家长认为"是药三分毒"，宝宝上火不能轻易用药，身体会自行调节好的。殊不知，这种拖延用药的做法，很容易致使宝宝抗病能力下降，引发感冒、扁桃体炎、腮腺炎等病症。
❷ 滥用成人药物危害大	不少家长觉得，宝宝上火与成人一样，将成人去火药减量给宝宝吃就可以了。专家提醒，宝宝正处在生长发育的特殊期，身体中的器官、免疫系统都不完善，属于低免疫人群，滥用成人药品可能会对宝宝的肠胃、肝肾等造成严重的伤害。

③

随意用药
不靠谱

宝宝上火后，有的家长就沿用老一辈的方法，自己抓药煲给宝宝喝。或按照以往经验，自己抓药。对此，专家明确指出，这种做法是不科学的，并且很危险。若药品不对或药量没控制好，极有可能会伤害宝宝的身体。

第八章

宝宝生病了，正确护理好得快

在现实生活中，宝宝可能会遇到感冒、发热、咳嗽、过敏、腹泻、便秘、鼻炎、扁桃体炎以及湿疹等各种疾病，妈妈不要惊慌，本章将告诉你这些疾病的病因、症状、危害，教你如何利用食疗法与经络按摩来治疗，避免走入误区，从而让宝宝迅速摆脱病魔的折磨，恢复健康。

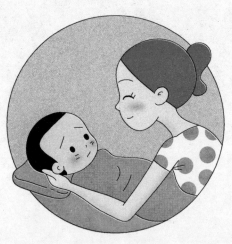

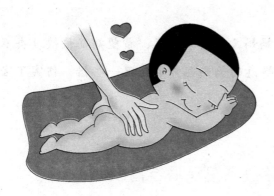

感冒　　　　发烧

咳嗽　　　　过敏

腹泻　　　　便秘

鼻炎　　　　湿疹

感 冒

宝宝生病了，妈妈又着急又心疼，希望病痛快快过去不要折磨宝宝。可是，性急的妈妈也常常会犯一些错，伤害了宝宝却全然不知。

 找原因：免疫系统还没发育成熟

感冒俗称"伤风"，又称急性鼻炎或上呼吸道感染，多由鼻病毒引起，其次为冠状病毒、副流感病毒、呼吸道合胞病毒、埃可病毒、柯萨奇病毒等引起。

宝宝之所容易患感冒，最重要的原因就是其免疫系统还没有发育成熟。随着宝宝的成长，宝宝开始用手摸，甚至用舌头舔各

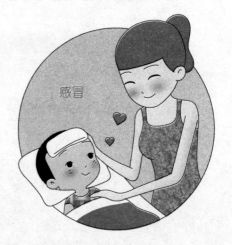

种东西，于是，各种感冒病毒就沾到了宝宝的手上或直接进入宝宝的体内。当宝宝将手指伸进嘴中、鼻孔中，或者用手揉眼睛时，手上的感冒病毒就趁机在宝宝体内"安营扎寨"了。而宝宝的免疫系统不完善，自身免疫力较低，所以，其抗病能力也不能将那些感冒病毒消灭，最终导致感冒病症的出现。

会研判：小儿感冒的症状表现

　　小儿感冒的症状主要表现在鼻部，比如喷嚏、鼻塞、流清水样鼻涕，也可以表现为咳嗽、咽干、咽痒或灼热感，甚至鼻后滴漏感。在2～3天之后，鼻涕变稠，经常伴随有咽痛、流泪、味觉减退、呼吸不畅、声嘶等。一般无发热及全身症状，或仅有低热、不适、轻度畏寒、头痛。体检可见鼻腔黏膜充血、水肿、有分泌物，咽部轻度充血。

明危害：儿童感冒容易引发各种炎症

　　虽然感冒只是一个以局部症状为主，从鼻子开始到咽部各部位的炎症，可是任由其发展，会给宝宝的健康带来巨大的威胁。如果感冒向上发展，那么就可能会引发脑炎；如果感冒向后发展，那么，咽喉就很容易出现发痒的症状；如果感冒向前发展，那么就可能会引发鼻窦炎；如果感冒向两边发展，那么就有可能引发中耳炎；如果感冒向下发展，那么就会引发气管炎；如果感冒再向下发展，那么就会引发肺炎。大多数宝宝的肺炎是由感冒发展而来的。如果感冒向血中发展，那么就可能激发细菌感染，即病毒血症。

　　除此之外，感冒还可能会引发腹痛、腹泻、头痛，甚至是肾炎等病症。因此，当宝宝患上感冒时，家长一定要及时给宝宝治疗，以免造成严重的后果。

食疗调：多喝水，饮食宜清淡稀软

如果宝宝感冒了，家长必然会十分担心。其实，家长不用过于焦虑，只要适当地调整宝宝的日常饮食习惯，让宝宝多喝水，吃点清淡细软的食物，就可以很好地缓解宝宝的病症。

1.多喝开水

在宝宝感冒的时候，常常会伴随有发热与出汗等症状，所以，宝宝体内的水分丧失得比较多。这个时候，妈妈应该多给宝宝喝水，以便促进宝宝的血液循环，加速宝宝体内代谢废物的排泄，这对于降低宝宝的体温是十分有利的。

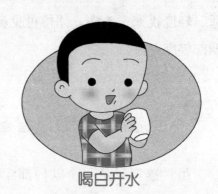

喝白开水

2.多食清淡而稀软的食物

宝宝的脾胃功能原本就比较弱，患上感冒之后就更是如此了，所以，妈妈应该给宝宝吃一些比较稀软而清淡的食物，比如，牛奶、白米粥、玉米面粥、烂面条、米汤以及鸡蛋汤等流质或者半流质食物，这样有利于宝宝的吸收与消化，从而减轻宝宝脾胃的负担。

经络调：风寒、风热感冒手到病除

中医按照患病的原因以及临床表现，把外感感冒分成了两大类型——外感风寒的风寒感冒与外感风热的风热感冒。风寒感冒也好，风热感冒也罢，下面介绍的基础按摩疗法都是十分适用的。

1.运太阳穴

【按摩操作】

（1）让宝宝正坐，背向妈妈。

（2）妈妈用双手的拇指或者中指指腹分别放在宝宝的两个太阳穴上，然后按照顺时针方向进行旋转推动，这种按摩手法顺时针为补，逆时针为泄，持续运100次。

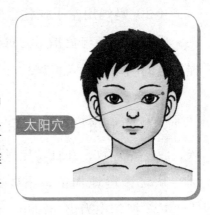

【注意事项】

用力应当柔和而均匀，手指不要离开宝宝的皮肤，按揉频率为每分钟100～200次。

2.清肺经

【按摩操作】

（1）让宝宝正坐，面向妈妈。

（2）妈妈用左手握住宝宝的左手，用右手拇指侧面或者指腹在宝宝的无名指末节螺纹面上，朝着指根的方向进行直线推动，推200～300次。

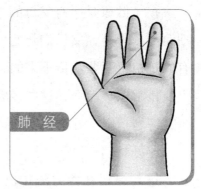

（3）换宝宝的右手，重复上述动作。

【注意事项】

用力应均匀而柔和，在推动的时候应有节律，其频率为每分钟120～250次。另外，妈妈必须注意推动的方向，如果方向搞错了，其治疗的效果也会不一样。

3.拿风池穴

【按摩操作】

（1）让宝宝正坐，背向妈妈。

（2）妈妈用左手扶住宝宝的额头，用右手拇指与食指用力对称地拿捏宝宝的两个风池穴，拿3次。

【注意事项】

妈妈的拇指与食指在用力的时候，应协调一致，并且动作应缓和连续，从轻慢慢地加重，不要突然用力，其拿捏频率为每分钟80～100次。

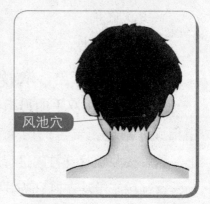

风池穴

 避误区：感冒护理的五个典型误区

孩子健康是所有父母的心愿，然而，感冒发热等小病却总是不期而至。于是，父母们开始根据自己的经验给孩子治疗。这些经验有的是祖祖辈辈流传下来的，有的是来自过时的科学理论，有的则仅仅是常识。然而，这些经验却未必是正确的，美国《养育》网站撰文特别指出了五个典型的认识误区。

误区1：伤风时宜吃，发热时宜饿

这句谚语在西方流传已久，但事实上并非如此。营养学家指出，无论大人小孩儿，无论是发热还是感冒，或是两者兼有，患者都需要摄入营养，才能令病情好转。孩子如果厌食，可以吃点鸡汤面、果汁甚至是冰淇淋。

误区2：流绿鼻涕意味着病更重了

儿科专家指出，孩子伤风时一般流清鼻涕，但也可能流绿鼻涕或黄鼻涕，这些均属正常现象。只有当鼻涕变色，并伴随持续高烧、食欲降低、咳嗽或是严重鼻塞等症状时，才意味着可能是存在细菌感染。此外，如果孩子经常流黄、绿色的鼻涕，可能是存在其他原因，如扁桃体肿大等，应立即去看医生。

误区3：感冒在出现症状前传染性最强

一般来说，感冒在症状最严重时才最容易传染。因为感冒病毒是通过咳嗽、打喷嚏或是手部接触传染的。而且，只要病毒存在，传染的危险就一直存在。

误区4：低烧可以不治疗

发热能刺激人体免疫系统发挥作用，杀死温度敏感型病毒。然而，这并不是说孩子发低烧就不用治疗了。

专家建议，如果孩子发热度数不高，但感觉烦躁、嗜睡或是痛苦，就应当服用适量退烧药或消炎药。如果孩子情绪高涨并且充满活力，只要多加照看，保证他身体不缺水就可以了。应当注意的是，6个月内的婴儿只要发热就应当立即看医生。

误区5：感冒能导致耳部感染

感冒是由病毒引起的，而90％的耳部感染则是由细菌引起的，所以从严格意义上讲，并不是感冒直接导致耳部感染。而是感冒引起黏液和流体聚集在耳管，造成细菌增生，才是导致耳部感染的原因。

发 烧

　　每当季节交替，由于细菌的增多、天气的变化等因素，使得很多小宝宝们都开始出现发热、咳嗽、流鼻涕等感冒症状。此时，妈妈千万不能乱给宝宝吃药，一定要找出原因，对症下药。

 ## 找原因：宝宝发热的三大类原因

　　在宝宝成长的过程中，或多或少都会遇到发热的症状，对宝宝的身体健康造成了很大的威胁。那么，你知道宝宝为什么会发热吗？

　　通常来说，引起宝宝发热的原因有很多，总结起来，大致可以分为以下3大类。

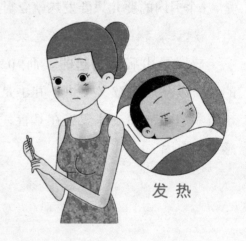

发 热

①
外在因素 ➡ 　　宝宝的体温受到外在环境的影响，比如，天热的时候，宝宝衣服穿得过多，水喝得过少，房间中空气不流通等，都可能会引发宝宝发热。

② 内在因素	如果宝宝患上了感冒、气管炎、喉咙发炎或者其他疾病，那么就会有发热的症状。
③ 其他因素	如果宝宝进行预防注射疫苗，包括麻疹、霍乱、白喉、百日咳、破伤风等，都可能会出现发热的反应。

 会研判：妈妈掌握不同热型的特点

　　因为诱发宝宝发热的原因不同，所以中医将小儿发热分成了外感发热、阴虚内热以及肺胃实热三大基本类型。

① 外感发热	倘若宝宝的发热属于外感发热，那么就会表现出发热怕冷，并且伴随有鼻子不通、流鼻涕、打喷嚏或者咳嗽等症状，抑或是伴随有头疼、嗓子痒、咽喉红肿等症状。
② 阴虚内热	倘若宝宝的发热属于阴虚内热，那么宝宝在午后就会表现出发热症状，并且伴随有手脚心发热、脸颊潮红、口干口渴、日渐消瘦、舌红少苔以及便秘等症状。
③ 肺胃实热	倘若宝宝的发热属于肺胃实热，那么宝宝就会表现出面唇发红、高热、喘气声粗或者大便比较干燥、口干口渴、食欲不振等症状。

明危害：不明原因的发热危害大

发热多是某些疾病的症状表现之一，一般是先生病后发热，进行针对性的治疗，病愈后烧退。而不明原因的发热，实际上是有原因的，只不过患病初期可能隐匿着，一时之间没有查出来而已。这种无名发热没有任何的规律可言，但却极有可能是各种疑难病症惹的祸。

（1）恶性肿瘤。早期肝癌、肾癌、胰腺癌以及恶性淋巴瘤等，其主要症状为发热，因此，对于不明原因的发热，可以设想可能为恶性肿瘤。

（2）播散性红斑狼疮、皮肌炎、结节性动脉周围炎以及风湿热等胶原性疾病，最常见的症状就是中度发热，早期很容易出现误诊，治疗十分棘手。

另外，在免疫功能与抗病能力比较低的情况下，有一部分慢性感染，甚至是轻度感染都可能会引发不明原因的发热。

食疗调：食要软、淡，多汤、粥

发热是最为常见的一种儿科疾病，长时间发热不退，极有可能会烧坏宝宝的脑子。所以，如果宝宝发热了，家长一定要给予足够的重视。其实，当宝宝发热时，家长可以通过调整宝宝日常的饮食来缓解病情。

（1）多食软、清淡的食物，多喝汤与粥，这些东西容易消化，可以减轻宝宝的胃肠负担，对于宝宝恢复健康十分有效。

（2）发热也可以算是一种消耗性病症，所以，家长还应当给宝宝补充含高蛋白的食物，比如肉、鱼、蛋等，但是应当少吃油腻的食物。

 经络调：治疗宝宝发热的穴位按摩

如果你家的宝宝发热了，那么妈妈可以运用下面的按摩手法来为宝宝治疗，让宝宝的病症迅速得到控制与缓解，尽快恢复健康。

1.开天门

【按摩操作】

（1）让宝宝平躺在床上。

（2）妈妈用两拇指放在宝宝的额头正中线上，从下到上交替进行推动，推100～300次。

【注意事项】

用力应均匀而柔和，推动的时候应有节律，其推动频率为每分钟80～180次。

2.揉太阳穴

【按摩操作】

（1）让宝宝正坐，背向妈妈。

（2）妈妈用双手的拇指或者中指指腹分别放在宝宝的两个太阳穴上，然后按照顺时针方向进行按揉，持续按揉1分钟。

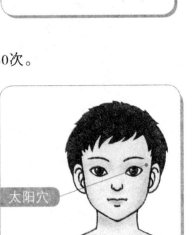

【注意事项】

用力应当柔和而均匀，手指不要离开宝宝的皮肤，按揉频率为每分钟100～200次。

3.揉耳后高骨

【按摩操作】

（1）宝宝正坐，背向妈妈，头微微向下低。

（2）妈妈用双手的拇指或者中指指腹放在宝宝耳朵后面高骨部位上，然后按照顺时针或者逆时针方向进行旋转揉动，揉100次。

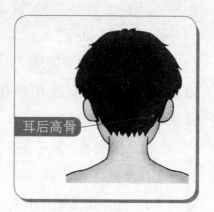

耳后高骨

【注意事项】

用力应当均匀而轻柔，手指不要离开所接触的宝宝的皮肤，其频率为每分钟120～200次。

4.推六腑

【按摩操作】

（1）让宝宝正坐，面向妈妈。

（2）妈妈用左手握住宝宝的左手腕，用右手拇指指腹或者食指与中指的指腹从宝宝的肘部向腕部做直线推动，推100～300次。

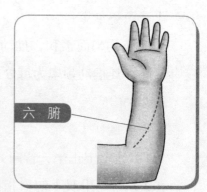

六 腑

（3）换宝宝的右手，重复上述操作。

【注意事项】

在按摩的时候，妈妈用力应均匀而柔和，并且有节律，其频率为每分钟80～250次。另外，具体的推动方向应当是从宝宝的肘部到宝宝的腕部，不能反方向操作。

避误区：孩子发热，别急于降温

　　宝宝发热了，作为父母，必然会非常担心。所以，不少家长会赶紧采用各种方法，让宝宝尽早退烧。其实，这种做法并不正确。

　　当家长发现宝宝发热时，先不要忙着如何让宝宝退烧，而应该先将宝宝发热的原因弄清楚。发热不是一种病，它就好像是身体内部异常的报警器。与此同时，发热也是人体与致病微生物进行对抗的一种防御措施，从一定程度上来说，适当的发热对增强人体抵抗能力是有帮助的，可以有效地清除病原体。所以，发热不一定就是坏事。因此，倘若宝宝不是高烧，那么家长就不要急着给宝宝退烧，否则极有可能会将宝宝真正发热的原因掩藏起来，导致治疗不当，危害宝宝的身体健康。

咳 嗽

冬春季节，冷热交替，天气的变化使娇嫩的宝宝容易感冒、咳嗽，尤其是春季宝宝咳嗽明显增多，其中80%是由病毒或气候变化引发的，显然，如果盲目给宝宝用抗菌素有害无益。

 找原因：急性、慢性分开看

通常来说，小儿咳嗽可以分为急性咳嗽与慢性咳嗽。其中，急性咳嗽与呼吸道感染有很大关系。不少病原微生物，比如百日咳杆菌、结核杆菌、病毒以及衣原体等都会引发呼吸道感染，这是宝宝急性咳嗽的主要病因。

咳嗽

至于慢性咳嗽，相较于急性咳嗽，其病因比较多，也较复杂。其中，过敏性鼻炎与鼻窦炎是引发慢性咳嗽的重要原因之一。

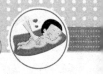

会研判：分清小儿热咳还是寒咳

　　根据咳嗽的表现症状不同，中医将咳嗽分为了热咳和寒咳。如果宝宝舌苔发白，手脚冰凉，那就是由于受寒引发的咳嗽，属于寒咳。如果宝宝的舌苔比较黄，舌质比较红，那就说明宝宝的体内有热。这个时候，宝宝在咳嗽的时候，手脚不会发凉，但是宝宝的面色发红，咽喉又肿又痛，小便的颜色为黄色，气味比较重，宝宝的眼睛也发红，这多为热咳。

明危害：提高警惕，咳嗽危害大

　　如果宝宝患上了咳嗽，那么就有将气管病变扩散到附近的小支气管上，致使宝宝的病情加重。另外，如果宝宝长时间剧烈的咳嗽，那么就会对日常休息产生不良影响，还容易消耗体力，而且还可能会破坏宝宝的肺泡壁弹性组织，从而引发肺气肿。另外，如果宝宝长期咳嗽，还有可能引发肺炎。

　　所以，如果你家的宝宝患上咳嗽，那么家长应对此给予足够的重视，积极主动地采取正确的治疗措施，以免延误病情，给宝宝的身体造成更大的危害。

食疗调：风寒、风热要区别对待

　　专家认为，家长在利用食疗法来为宝宝治疗咳嗽的时候，要明白风寒咳嗽与风热咳嗽应区别对待。如果宝宝属于风寒咳嗽，那么家长可以让宝宝喝生姜红糖水，因为它具有很好的驱寒止咳的作用；如果宝宝属于风热咳嗽，那么家长可以让宝宝吃川贝炖糖梨，因为它具有润肺、止咳、化痰的作用。

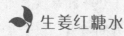 生姜红糖水

【原料】生姜、红糖各适量。

【做法】将生姜切成末状，然后与红糖一起放入锅内，加入适量的水，用小火煮10分钟即可。

川贝炖糖梨

【原料】川贝母5~6粒，梨1个，冰糖2~3粒。

【做法】将川贝母敲碎成末，将梨削皮切块；在锅内加入适量的水，用大火烧开；将所有材料放入锅中，用小火炖30分钟即可。

 经络调：推拿按摩可治宝宝咳嗽

如果宝宝开始轻微的咳嗽，妈妈不用太着急，也不需要立即上医院，试着给宝宝做一些按摩，你可能会发现，自己也能轻松地帮宝宝赶走咳嗽的小毛病。

1.揉推膻中穴

【按摩操作】

（1）让宝宝仰卧，或者由妈妈抱着躺好。

（2）妈妈用中指的前1/3处轻轻贴在宝宝的膻中穴上，有节奏地轻揉，再由上向下直推或向两侧

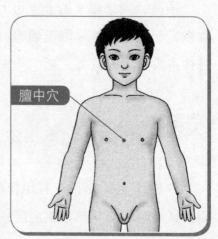

膻中穴

分推，各进行50次。

【注意事项】

在操作的时候，妈妈要注意用力适度，不可用力过猛。

2.清肺经

【按摩操作】

（1）让宝宝正坐，面向妈妈。

（2）妈妈用左手握住宝宝的左手，用右手拇指侧面或者指腹在宝宝的无名指末节指纹上，朝着指根的方向进行直线推动，推100～300次。

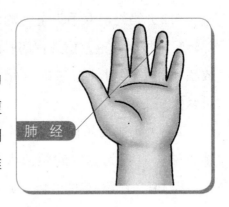

（3）换宝宝的右手，重复上述操作。

【注意事项】

用力应均匀而柔和，在推动的时候应有节律，其频率为每分钟120～250次。另外，妈妈必须注意推动的方向，如果方向错了，其治疗的效果也会不一样。

3.揉肺俞穴

【按摩操作】

（1）让宝宝趴在床上或者正坐，背向妈妈。

（2）妈妈将双手拇指放在宝宝的肺俞穴上，按照顺时针或者逆时针方向进行揉动，揉50～100次。

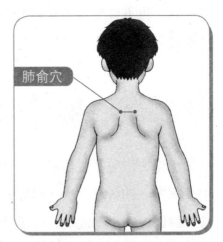

【注意事项】

妈妈用力应均匀而轻柔，手指不要从所接触的宝宝的皮肤上离开，其揉动的频率为每分钟

120～300次。

4.捏脊

【按摩操作】

（1）让宝宝趴在床上。

（2）妈妈用双手为宝宝的背部轻轻地按摩几遍，使其背部肌肉放松下来，同时让宝宝的情绪不再紧张。

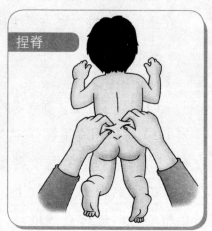
捏脊

（3）妈妈使用捏法从宝宝的尾骨端一直捏到宝宝的颈部大椎穴，捏3遍，在第3遍的时候，妈妈每捏3下，就要用力向上提1次，直到宝宝的皮肤红润微微充血为止。

【注意事项】

在操作的时候，妈妈捏起宝宝皮肤的多少与力度大小都要适宜，不能太过用力，否则宝宝会因为不适而反抗哭闹。捻动向前的时候，需要按照直线前进，不能偏也不能斜。另外，不要拧转宝宝的皮肤，也不要捏得太紧，否则，很难捻动向前推进，捏少了则很难捏起宝宝的皮肤。

 避误区：别盲目用药，见咳止咳

宝宝的脏腑非常娇嫩，外感、内伤等诸多原因都可能会伤肺而引发咳嗽。外感寒、热、燥等表邪，入侵犯肺，肺气上逆；内有食滞、脾困，则生湿或痰，痰湿蕴积，肺气失宣；素体虚弱，久咳伤津，虚火上炎，伤害肺阴，肾不纳气而生。其总的病因就是肺失宣肃。所以，在治疗上应以宣肃肺气为主。

但是，有不少家长认为，咳嗽就应当镇咳，所以一旦宝宝咳嗽就立即使用镇咳药进行治疗。其实，这种行为是极其危险的。

通常来说，宝宝不适合单纯吃镇咳药，尤其是宝宝咳嗽带痰的时候。因为现在比较常见的止咳西药中，大部分都含有可待因、福尔可定等强烈中枢性镇咳药成分，这类药物直接对宝宝的咳嗽中枢起作用，止咳的作用非常强。宝宝服用后，尽管能达到立竿见影的止咳效果，但却可能会造成更大的疾病隐患。

因为宝宝的呼吸系统还没有发育成熟，咳嗽反射比较差，痰液不容易排出来。倘若宝宝一咳嗽，就使用很强的止咳药，那么就会致使很多痰液聚集在宝宝的气管与支气管内，这不仅对宝宝的呼吸功能造成不良影响，而且还有可能造成深部病灶，使宝宝的病情加重。

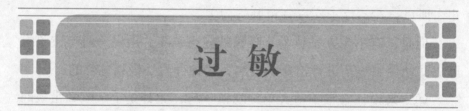

过 敏

当宝宝出现起疹子、流鼻涕、打喷嚏等症时，妈妈可能以为是皮肤病或是感冒，但如果长时间不见好，或是反反复复出现，妈妈们可就要注意了，很可能是过敏症悄然而至了。

 ## 找原因：十种你想不到的过敏原

在现实生活中，宝宝可能会遇到各种过敏症，搅得人不得安宁。美国《预防》杂志曾经提醒，这十种被人忽视的过敏原可能就是症结所在。

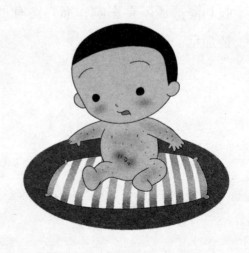

1.烹饪蒸汽

在做饭的时候，盆罐中飘出的蒸汽会附着家里墙角、天花板等不经常打扫的地方。于是，霉菌就趁机大肆繁殖，进而引发过敏症。

2.书架

书架上除了书籍、相册以及工艺品外，还可能有不少灰尘。如果环境比较潮湿，那么书籍就会滋生霉菌，成为过敏原。

3.枕头

无论枕头中填充的是什么东西，温暖而湿润的人体环境往往为尘螨创造了适宜的生长条件。于是，这也成为了过敏原。

4.浴室脚毯

家长或宝宝在洗完澡后，都会在浴室的脚毯上走动，湿漉漉的地毯使得尘螨与霉菌大量繁殖，发展成为过敏原。

5.冰箱门封

在冰箱门不断地被打开、关闭的过程中，湿气、食品渣残聚集在冰箱门封，导致各类细菌大肆繁殖。

6.鱼缸

霉菌经常出现在鱼缸内侧，并且脱离水面，在这种潮湿地方繁殖。而粘在缸壁上的鱼食，又为霉菌提供了充足的营养，于是，就成为破坏呼吸道的元凶之一。

7.湿衣服

如果衣服长时间放置在洗衣机中，那么极有可能会发霉、变味。此外，洗衣服的时候，使用的粉末状的洗衣粉会使过敏症状加重。

8.头发

外出活动，回来时头发上可能会沾上各种过敏原，很容易带入口鼻。所以，头发也成为了过敏原。

9.花盆

植物的根部湿润的土壤，对于霉菌的生长是十分适合的。倘若浇水的时候常常外洒，那么细菌就会使周围的地方遭殃，进而成为过敏原。

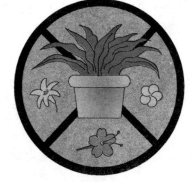

10.宠物

倘若朋友家养着宠物，比如狗、猫等，那么他来拜访时可能会将其宠物的皮屑以及毛发带到家中，可能会引发过敏。

 会研判：明白小儿过敏有哪些症状

小儿过敏的症状可以分为一般症状与行为改变两方面，一般在宝宝与过敏原接触半小时到数小时后出现。

1.一般症状

面颊、鼻头以及耳垂潮红，耳朵疼痛，耳道湿润，鼻子阻塞，打喷嚏，黑眼圈，眼睑肿胀、下垂，唇干，头痛，皮肤干燥或者多汗，眼角或手掌有皱纹，腹胀，腹痛，腹泻，便秘，臀部、腿部或者关节处出现湿疹，哮喘，咳嗽，呼吸不规则，脉搏紊乱等。

2.行为改变

宝宝的年龄不同，其行为表现各异。对于0~1岁婴儿来说，主要表现为：不停地哭喊或者尖叫，烦躁不安，萎靡不振，入睡困难或者嗜睡，摇头等；对于1~3岁幼儿来说，主要表现为：莫名其妙地发脾气，太过活跃，乱蹦乱跳，疲惫不堪，拒绝被接触，不愿穿衣、脱衣等；对于3~6岁儿童来说，主要表现为：情绪与行为忽然改变，不能安静地坐着，一直动个不停，烦躁不安，身体疲惫，情绪沮丧，嗜睡或者梦魇等。

 明危害：过敏有什么不良影响

当宝宝出现过敏性炎症反应时，倘若没有及时进行治疗，那么就会导致宝宝各个异常遗传的器官组织代偿功能失调。当累积到了一定程度的时候，就会加快对组织器官的破坏速度，致使宝宝的肌纤维母细胞增生、胶原纤维合成增加等组织纤维化，最终造成患儿器官组织出现不可逆转的伤害，特别是宝宝肺部纤维化的损害。在极端的情况下，过敏可能会涉及宝宝所有的器官，并且发展成过敏性休克，造成宝宝血压下降，呼吸困难，甚至对宝宝的生命安全造成威胁。

另外，如果宝宝经常发生过敏，那么不仅会对宝宝的日常生活产生不利影响，而且还会对宝宝的生长发育造成不良影响。所以，当宝宝发生过敏反应时，家长一定要重视起来，并且及时地给宝宝进行正确的治疗。

食疗调：用红枣对付小儿过敏

在对付小儿过敏时，家长不妨选择让宝宝适当地多吃些红枣。因为红枣里含有丰富的抗过敏物质，也就是环磷酸腺苷。当宝宝食用红枣之后，就会将其中的环磷酸腺苷吸收，使之在血浆、白细胞以及其他免疫细胞中的浓度升高，使细胞膜稳定下来，促使过敏介质的释放减少，从而有效地阻止了过敏反应的发生，起到缓解甚至治愈过敏性疾病的作用。

所以，如果你家的宝宝有过敏症状，那么，家长可以适当地让宝宝生吃红枣。当然了，家长也可以为宝宝做红枣大麦粥。

红枣大麦粥

【原料】红枣10枚，大麦100克。

【做法】将红枣、大麦清洗干净；在锅中放入适量的水烧开，将红枣与大麦放进去，用大火煮10分钟后，用小火熬成粥即可。

 经络调：按摩双侧迎香穴

　　如果你家的宝宝经常过敏，那么家长可以采用按摩宝宝双侧迎香穴的方法进行治疗，既安全可靠，又没有副作用。

揉迎香穴

【按摩操作】

（1）让宝宝正坐，面向妈妈。

（2）妈妈用双手食指与中指的指腹放在宝宝鼻翼两侧的迎香穴上，按照顺时针或者逆时针方向进行揉动，揉30～50次。

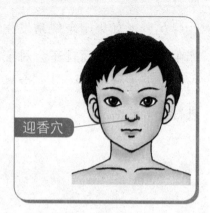

迎香穴

【注意事项】

　　在按摩的时候，妈妈用力应轻柔而均匀，手指不要从所接触的宝宝的皮肤上离开，其频率为每分钟100～200次。

 避误区：认识过敏治疗五大误区

　　在宝宝过敏的治疗上，很多家长很容易走进下面的误区，导致宝宝的病情没有及时治疗或治疗不当，从而危害宝宝的身体健康。

　　（1）有些家长认为，过敏是免疫力增强的表现。其实不然，因为至今还没有出现过一篇关于过敏人群对病毒或者细菌的抵抗力比常人高的学术报道。我们见到的是，在流感盛行时，相较于常人，过敏人群的发病率一点儿也不低。所以，过敏并非免疫力增强的表现。

（2）有人觉得，花粉、粉尘以及柳絮等过敏原是直接与人的鼻腔、眼结膜与气管接触以后，引发过敏的。实际上，过敏原均是在被人体碰触之后，和人体的免疫系统发生作用，激活肥大细胞、嗜碱细胞以后，释放过敏介质——组胺、慢反应物质进入血液，然后通过血液和眼结膜、皮肤黏膜以及气管结合之后发生过敏症的。

（3）在很多人看来，过敏药物立竿见影，犯病的时候用一下即可。不过，大部分能够立即见效的抗过敏药都是抗组胺药与激素类药，不仅容易让人感到疲惫困乏，损伤肝肾，而且还可能会造成肥胖、感染等问题。另外，这类药物多在用时有效，一停药就会复发，其症状甚至会更严重。

（4）在有些人的观念中，过敏是去不了根的。的确，过去是这样，但是，现在已经有了对付过敏的特效药物，能够根治过敏。

（5）有的人认为，过敏体质不会遗传。但医学专家已经通过实验与研究发现，过敏体质也是可能遗传的。只不过，其遗传的概率不是100%。

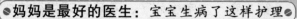

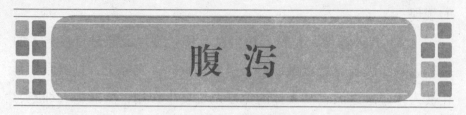

腹 泻

宝宝腹泻，让爸爸妈妈忧心不已。除了日常护理外，爸爸妈妈还可以从饮食入手，通过食物来减轻宝宝腹泻的症状。宝宝腹泻时，可以多给宝宝吃一些有止泻作用的食物。

 找原因：造成腹泻的六大原因

在现实生活中，大多数宝宝都遇到过腹泻的麻烦。但是，你知道导致宝宝腹泻的原因有哪些吗？

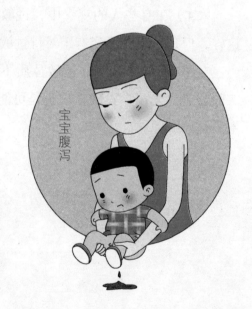

宝宝腹泻

1.病毒性感染

比如，感冒或者轮状病毒等，可以诱发肠胃发炎、腹泻。

2.细菌性感染

不干净的水源及食物污染，都可能导致细菌性感染，从而引发腹泻。另外，伤寒、疟疾也会引发细菌性感染的腹泻。

3.消化不良、肠胃负担过重或者过敏

宝宝可能或由于暴饮暴食或者对于某类食物过敏而引发肠胃受

损，继而造成腹泻。

4.情绪、压力、气候

在日常生活中，如果宝宝压力大，情绪太紧张，或者由于气候变化而使腹部受凉，也可能导致功能性肠胃障碍，进而引发腹泻。

5.水土不服

当宝宝外出旅游等，由于水土不服也会引发暂时性腹泻。

6.滥用药物

如果频繁地使用泻药、抗生素等，也可能会引发腹泻的。

 会研判：便如水状，伴有恶心、发热

通常来说，轻型的腹泻主要表现为：与平时相比，大便次数增多，大约一天数次到十几次，大便为稀薄状，颜色为黄色或者黄绿色。这种类型的腹泻大部分在数天之内症状就可以得到缓解。而急性腹泻则不仅大便次数更多，一天可以达到10～30次，甚至更多，而且大便为水状，甚至带着血，并且伴有恶心、呕吐、发热、头疼、全身酸痛或者腹痛等症状。这个时候，家长一定要及时带宝宝到医院就诊。

倘若腹泻的症状间歇或者持续超过一星期以上，那么就是慢性腹泻。专家表示，倘若腹泻的情况超过三天以上，婴儿超过一天以上，不管腹泻的程度是轻是重，都应该赶紧就医。

 明危害：造成身体脱水、抵抗力差

医学专家表示，慢性腹泻也好，急性腹泻也罢，如果持续时间较长，那么都极有可能会对身体造成严重的伤害，比如，导致身体营养严重缺乏、抵抗力下降、脱水、酸中毒或者低镁血症等症状。如果情况比较严重的话，患者甚至还有可能出现昏厥、休克而对其生命造成严重的威胁。

所以，作为父母，当宝宝发生腹泻的时候，一定要给予足够的重视，适时地掌握就医时间，不要因为一时的大意而对宝宝的健康成长造成不良影响。

 食疗调：避免食油炸等难消化食物

腹泻是生活中一种十分常见的疾病，尽管有的时候不被人重视，但是严重时却可能会对人的生命造成严重威胁。因此，如果宝宝患上腹泻，那么家长不能坐视不管，可以通过调整宝宝的日常饮食来缓解病情。

（1）原本宝宝胃肠功能就没有发育完善，消化吸收功能不如成人。当宝宝发生腹泻时，其胃肠消化能力降低，所以，家长应当尽可能地避免让宝宝吃油炸等难以消化的食物，应当让宝宝吃比较柔软、容易消化的食物，以降低宝宝胃肠的负担。

（2）如果宝宝发生腹泻，必然会大量失水，为了避免脱水，家长应当注意让宝宝多喝水、多喝汤等，及时补充水分。

 经络调：做做按摩，缓解慢性腹泻

在现实生活着，很多宝宝都会遇到腹泻的麻烦。这个时候，妈妈可以采用下面的按摩手法来缓解与治疗宝宝的腹泻。

1.补大肠

【按摩操作】

（1）让宝宝正坐，面向妈妈。

（2）妈妈用左手扶住宝宝的左手，用右手拇指侧面或者指腹从宝宝的食指尖直推向宝宝的虎口，推150次。

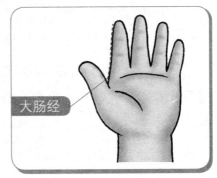

大肠经

（3）换宝宝的右手，重复上述动作。

【注意事项】

在操作的时候，妈妈用力应当均匀而柔和，并且有节律，其频率为每分钟80～250次。另外，妈妈还需要注意的是推动的方向，如果方向错了，那么其最终的疗效也会不一样。

2.摩腹

【按摩操作】

（1）让宝宝平躺在床上。

（2）妈妈用手掌或者食指、中指以及无名指3指并拢在一起，按在宝宝的腹部，按照逆时针方向轻轻地进行摩动，摩5分钟。

摩 腹

【注意事项】

在操作的时候，妈妈要注意用力适中而轻缓，速度应协调而均匀，指摩可以稍微轻快，而掌摩则稍微重缓，其频率为每分钟120～160次。另外，妈妈还需要注意的是，必须按逆时针方向进行摩动。

3.清胃经

【按摩操作】

（1）让宝宝正坐，面向妈妈。

（2）妈妈用左手握住宝宝的左手，使其掌心向上，用右手拇指侧面或者指腹放在宝宝左手拇指近掌端第1节的位置上，然后朝着指根方向进行直推，推150次。

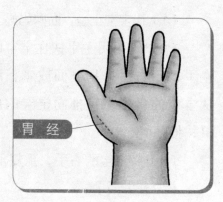

胃 经

（3）换宝宝的右手，重复上述动作。

【注意事项】

在按摩的时候，妈妈用力应均匀而柔和，并且有节律，其频率为每分钟120 ～250次。

4.捏脊

【按摩操作】

（1）让宝宝趴在床上。

（2）妈妈用双手为宝宝的背部轻轻地按摩几遍，使其背部肌肉放松下来，同时让宝宝的情绪不再紧张。

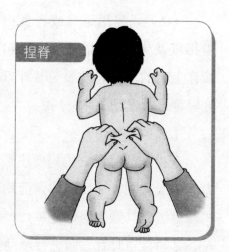

捏脊

（3）妈妈使用捏法从宝宝的尾骨端一直捏到宝宝的颈部大椎穴，捏5遍，在第3遍的时候，妈妈每捏3下，就要用力向上提1次，直到宝宝的皮肤红润微微充血为止。

【注意事项】

在操作的时候，妈妈捏起宝宝皮肤的多少与力度大小都要适宜，不能太过用力，否则宝宝会因为不适而反抗哭闹。捻动向前的时候，需要按照直线前进，不能偏也不能斜。另外，不要拧转宝宝的皮肤，也不要捏得太紧，否则，很难捻动向前推进，捏少了则很难捏起宝宝的皮肤。

 ## 避误区：腹泻千万别闯这三大误区

宝宝发生腹泻，家长十分担心与焦急，开始想方设法为宝宝止泻。但是在此过程中，家长要注意千万不要走入下面的误区。

1.一腹泻就用止泻药

专家表示，宝宝一发生腹泻，家长立即就给宝宝服用止泻药，是不正确的。因为过早给宝宝服用止泻药，或者服用止泻药不当，反而会使宝宝的病情延误，甚至还可能会造成严重的并发症。

2.一腹泻就吃消炎药

有些家长认为，腹泻属于炎症，就应该吃消炎药。其实，这是一种错误认识。所谓的"消炎药"，实际上就是临床上所说的抗生素，具有好坏两方面作用，好的方面就是能将细菌消灭，达到好的效果；而不好的一面就是产生不良反应，比如毒性反应，可以造成肾脏的毒性，发生蛋白尿，出现红细胞与白细胞，可以造成肝脏的毒性，损伤肝功能，还能引发神经系统病毒性反应，还有可能出现胃肠道反应，引发恶心、呕吐，甚至腹泻加重等症状。

3.随便吃止痛片

有些家长看到宝宝由于腹泻疼痛难忍，就给宝宝吃止痛片。尽管这种药物可以止住症状，但却会将病情掩盖。宝宝止痛之后，肠道的蠕动大大减低，会造成肠壁整个蠕动功能的瘫痪。如果是阑尾炎而出现了上腹呕吐、下腹腹泻的症状，这个时候，吃下止痛药，那么就会将病情掩盖，可能会造成穿孔或者更严重的后果。

便　秘

　　宝宝的饮食很容易变得不科学不规律，因此便秘成为很多妈妈头痛的问题。当宝宝便秘的时候，妈妈一定要找出导致孩子便秘的原因，对症下药。

找原因：宝宝便秘的几大"元凶"

　　便秘是一种十分常见的病症，有的时候会单独出现，有的时候会作为其他疾病的一种症状出现。那么，你知道导致宝宝便秘的几大"元凶"吗？

　　1.季节因素

　　冬季的空气比较干燥，很容易导致宝宝产生阴伤津液不足的症状，如果宝宝没有及时地补充水分，那么，其肠道内的水分就会减少，极有可能会引发便秘。

　　2.饮食不足

　　妈妈在喂养宝宝时，由于母乳量不足，使得宝宝常常处在一种半饥饿状态下，消化吸收以后余渣较少，那么宝宝的大便量也会随

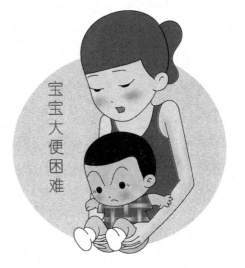

宝宝大便困难

之减少，并且十分干燥坚硬，也会隔几天才有1次大便。倘若长时间饮食不足，会使宝宝由于饥饿而哭闹，体重增加速度大大减慢，结果会造成营养不良，宝宝腹部肌肉、肠肌的张力会随之降低，收缩力减弱，这也会使便秘的症状加重。

3.食物成分不合适

食物成分和大便性质有着密切的关系。与母乳相比，人工喂养的宝宝更容易出现便秘，这是由于牛奶的蛋白质中多为酪蛋白，受到宝宝胃酸的作用而凝固成硬块，很不容易消化。有的奶粉里含有棕榈油，很容易在宝宝的肠道中与钙质进行结合，生成很难吸收的不溶性钙皂，对钙质吸收产生不良影响，导致宝宝排便困难。如果宝宝的食物中含有大量蛋白质，缺乏碳水化合物，其肠内分解蛋白质的细菌比较少，大便很容易呈碱性干燥，大便的次数也比较少。如果宝宝的食物中含有的膳食纤维量比较少，那么也对刺激排便很不利，进而引发便秘。

4.肠胃功能异常

如果宝宝饮食有时多有时少，打乱了一日三餐的规律，肠道的蠕动不甚规律，也很容易引发便秘。若宝宝还没有养成良好的排便习惯，以至于没有形成排便的条件反射，就可能会造成肠肌松弛，从而形成便秘。

5.先天性胃肠畸形

倘若宝宝得了胃贲门松弛肥大性胃幽门狭窄，食物经常被呕吐出来，下行食物量比较少；肠道比较狭窄，肛门比较狭窄，先天性巨结肠以及先天性长结肠等都可以造成便秘。

会研判：是否便秘别跟着感觉走

在现实生活中，很多家长都不知道应该如何判断自家的宝宝有没有发生便秘。其实，这并不是一件困难的事情。倘若你家的宝宝在排便的时候，大便干燥不通，排便不干净，或者排便间隔太长，或者嚷着要排便，但最后却怎么也排不出来，那么，宝宝极有可能是患了便秘。

当然了，如果宝宝发生便秘，除了上述症状之外，还可能会伴随有腹痛或者腹部不舒服。部分便秘宝宝还伴随有烦躁不安、失眠或多梦、抑郁以及焦虑等精神心理障碍。

明危害：不可不知的几大便秘危害

如果你家宝宝遇到了便秘的麻烦，就可能会对身体健康造成不良影响，那么你知道便秘会给宝宝带来哪些危害吗？

引发宝宝遗尿

如果宝宝发生便秘，那么直肠在很长时间内就会处于膨胀状态，对膀胱产生压迫，致使宝宝的膀胱容量减少，并且由于反复对膀胱产生刺激，可以引发膀胱不受控制地进行收缩，进而引发遗尿。

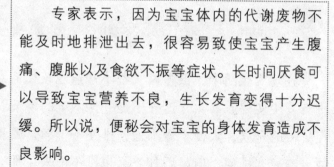

专家表示，因为宝宝体内的代谢废物不能及时地排泄出去，很容易致使宝宝产生腹痛、腹胀以及食欲不振等症状。长时间厌食可以导致宝宝营养不良，生长发育变得十分迟缓。所以说，便秘会对宝宝的身体发育造成不良影响。

②影响宝宝身体发育

科学家发现，幼年常常发生便秘的儿童，不但记忆力不好，而且思维能力也不强。这是因为粪便长时间堆积在宝宝的肠道中，就会再一次发酵，产生很多有毒物质，倘若不能及时地排泄出去，那么就可能会影响宝宝的神经系统。宿便轻则可以让宝宝出现口臭、嗜睡、口干舌燥、腹胀等症状，重则可能会诱发心血管、肝肾等内脏疾病以及风湿性关节炎，甚至还可能会造成肠癌。对于宝宝而言，宿便可能会使其脑功能降低，对宝宝的智力发育造成不良的影响。

③导致宝宝智力低下

 食疗调：实秘、虚秘，汤粥各不同

如果宝宝发生便秘，而家长想要通过绿色健康的方法进行治疗，那么家长要先分清楚宝宝是实秘还是虚秘，因为这两种便秘的食疗方是不一样的。

1.实秘

 红薯粳米粥

【原料】新鲜红薯200克，粳米100克。

【做法】将红薯清洗干净，切成小块状，将粳米清洗干净；在锅内放入适量的水烧开，放入红薯与粳米，大火煮成粥即可。

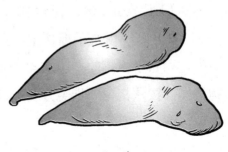

红薯

冰糖香蕉水

【原料】香蕉2根，冰糖适量。

【做法】将香蕉剥皮，切成块状；在锅内放入适量的水烧开，将香蕉放进去；待水再次开了之后，放入适量的冰糖，稍微煮一会儿就可以了。

2.虚秘

芝麻粳米粥

【原料】黑芝麻15克，粳米适量。

【做法】将黑芝麻炒熟备用；在锅内放入适量的水烧开，将黑芝麻与粳米放入其中，煮成粥就可以了。

 经络调：清大肠、揉天枢、摩腹等

对于宝宝成长发育而言，便秘有着非常大的危害。因此，作为家长，一定要重视宝宝的便秘。下面介绍几种适合宝宝便秘的按摩疗法。

1.清大肠

【按摩操作】

（1）让宝宝正坐，面向妈妈。

（2）妈妈用左手握住宝宝的左手，用右手拇指的指腹从宝宝食指桡侧面按从指根向指尖方向进行推动，推200次。

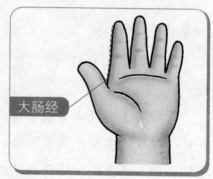

（3）换宝宝的右手，重复上述动作。

【注意事项】

在操作的时候，妈妈用力应均匀而轻柔，推动的时候应有节律，其频率为每分钟120~250次。另外，妈妈还应当特别注意推动的方向，如果方向错了，那么效果也会不一样。

2.推脾经

【按摩操作】

（1）让宝宝正坐，面向妈妈。

（2）妈妈用左手握住宝宝的左手，将右手拇指指腹放在宝宝拇指螺纹面上，从宝宝的指尖推向宝宝的指根，叫作清脾经。

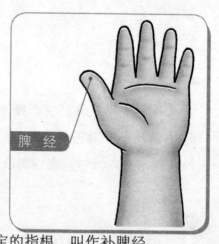

（3）让宝宝左手的拇指略微弯曲，妈妈将拇指的指腹放在宝宝的拇指桡侧，从宝宝的指尖推向宝宝的指根，叫作补脾经。

（4）如果宝宝大便比较干硬，口气比较重，舌苔十分厚，那么，妈妈就给宝宝清脾经200次；倘若宝宝大便不是非常干硬，排便的时候十分困难，舌苔不厚，那么宝宝就给宝宝补脾经200次。

（5）换宝宝的右手，重复上述动作。

【注意事项】

在操作的过程中，妈妈用力应当均匀而柔和，并且有节律，其频率为每分钟150~200次。另外，妈妈还要注意推动的方向，如果方向错了，那么最后的效果也会发生变化。

3.揉天枢穴

【按摩操作】

（1）让宝宝平躺在床上。

（2）妈妈用双手拇指或者食指分别点按在宝宝两侧的天枢穴上，然后按照顺时针或者逆时针方向进行揉动，揉200次。

天枢穴

【注意事项】

在操作的时候，妈妈用力应当均匀而柔和，手指不要从所接触的宝宝的皮肤上离开，其力度以能带动腹部的皮下组织为宜，其揉动的频率为每分钟80~250次。

4.摩腹

【按摩操作】

（1）让宝宝平躺在床上。

（2）妈妈用手掌或者食指、中指以及无名指3指并拢在一起，按在宝宝的腹部，按照逆时针方向轻轻地进行摩动，摩5分钟。

【注意事项】

在操作的时候，妈妈要注意用力适中而轻缓，速度应协调而均匀，指摩可

摩腹

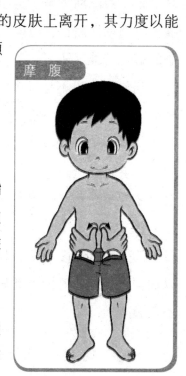

以稍微轻快，而掌摩则稍微重缓，其频率为每分钟120～180次。另外，妈妈还需要注意的是，必须按照逆时针方向进行摩动。

 避误区：一看吓一跳的两大误区

在现实生活中，有些家长在治疗宝宝便秘的时候，经常会走入下面的两大误区。

1.不要一便秘就给宝宝喝蜂蜜

蜂蜜在酿制、运输以及储存的时候，经常会受到肉毒杆菌的污染，这是由于蜜蜂在采集花粉酿造蜂蜜的时候，极有可能会将受到肉毒杆菌污染的花粉以及蜜带回蜂箱，因此，蜂蜜中含有大量的肉毒杆菌芽孢。而肉毒杆菌的芽胞具有很强的适应能力，在100℃的高温下依旧能活下来。宝宝的抵抗疾病能力比较差，很容易使进入嘴里的肉毒杆菌在肠道中大肆繁殖，并且产生毒素。再加上宝宝肝脏的解毒功能又不好，所以会造成肉毒杆菌性食物中毒。

当然了，也不是每个宝宝一接触了肉毒杆菌芽孢，就导致肉毒杆菌中毒。可是与不吃蜂蜜的宝宝相比，吃蜂蜜的宝宝的发病率高出了整整8倍，所以，不管什么原因，在宝宝未满1岁以前，家长不要让宝宝吃蜂蜜。

2.宝宝便秘吃香蕉不一定好

很多家长认为，宝宝便秘了，吃个香蕉就会好的。但是，引发便秘的原因有很多，饮食只是其中的一个方面。即便吃香蕉以后可以润便，但是长时间如此做，会对宝宝的肠胃功能与正常食欲产生不良影响。

鼻 炎

对于宝宝来说，正是成长发育阶段，这个阶段宝宝的各个免疫系统还不健全，抵抗力比较差，这一阶段也是疾病细菌侵害身体健康的最佳时期，作为家长平时应该多注意、多关注孩子的身心健康。

 ## 找原因：引起宝宝鼻炎的六大原因

鼻炎属于一种十分常见并且发病率比较高，以鼻子不通作为其主要症状的呼吸道疾病。那么你知道引发宝宝鼻炎的六大原因是什么吗？

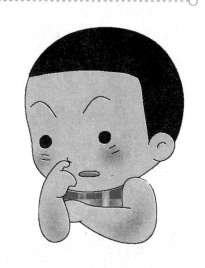

（1）宝宝鼻窦的窦口相对比较大，感冒容易经窦口侵犯鼻窦；并且宝宝的鼻腔及鼻道比较狭窄，通气与引流不通畅。

（2）宝宝的抗病能力以及对外界的适应能力都比较差，很容易患上感冒、上呼吸道感染以及急性传染病。

（3）宝宝扁桃体肿大或者腺样体肥大对其正常呼吸产生不良影响。

（4）宝宝先天性免疫机能不全或者属于特禀性体质，比如，过敏性鼻炎、哮喘等，宝宝的过敏性鼻炎大约有65%会由鼻窦炎作为其并发症。

（5）宝宝在不干净的水中游泳或者跳水。

（6）宝宝鼻腔内有异物，鼻受到外伤而继发感染。

会研判：有黑眼圈，警惕鼻炎驾到

倘若宝宝眼睛四周经常出现黑眼圈，并且并非缺乏睡眠或睡眠质量不佳所致，那么，这极有可能是因为宝宝患上了鼻炎引起的。

医学专家表示，鼻塞是导致宝宝眼部周围出现黑眼圈很重要的一个原因。倘若宝宝的鼻子被堵塞了，那么，其眼部四周的血管就会变得比较粗，血液就会变成黑色，血液循环不顺畅，静脉血液回堵在眼睛的四周，所以，生成非常明显的熊猫眼。而鼻塞则可能是由于鼻炎引起的，因此，如果宝宝睡眠很好，但经常有黑眼圈，那么家长要警惕鼻炎的到来哦。

除此之外，如果宝宝患上鼻炎，还会出现发热、咳嗽、咽喉肿痛、精神不振或烦躁不安、呼吸急促、鼻出血，甚至抽搐等症状。

明危害：宝宝鼻炎的三大危害

如果宝宝不幸被鼻炎缠绕，那么就会对自身的健康成长带来不良的影响。现在，我们就来介绍一些宝宝鼻炎的3大危害。

① 诱发其他疾病

如果宝宝患上过敏性鼻炎，那么也会出现鼻塞、流涕、鼻痒、打喷嚏以及青眼窝等症状，所以，家长很容易将宝宝的过敏性鼻炎视为感冒来治疗。这样一来，宝宝的最佳治疗时机就会被贻误。倘若不能及时进行治疗，那么过敏性鼻炎就会变得十分严重，并且产生不少并发症，比如鼻窦炎、中耳炎以及支气管哮喘等。

② 将宝宝生物钟扰乱

在一年四季中，反复发作的过敏性都有症状，宝宝在无法准确表达心意的情况下，往往经常会做出做鬼脸、推鼻子、故意将眼睛睁大等动作；与常年性过敏性鼻炎相比，季节性过敏性鼻炎表现出来的症状会更加严重，每年都有比较固定的发病季节。季节性过敏性鼻炎也好，常年性过敏性鼻炎也罢，都会对宝宝的睡眠产生不良影响，导致宝宝的睡眠质量大大下降，致使宝宝的生物钟出现紊乱，引起宝宝哭闹。

③ 影响宝宝面容

如果宝宝患上过敏性鼻炎，并且没有及时治愈，那么其并发症，比如支气管哮喘、鼻窦炎以及过敏性咽喉炎等，就会促使宝宝的鼻腔被堵塞，必须经常利用嘴巴进行呼吸，如此一来，宝宝的上颌骨就会发育不良，颧骨就会变小，对宝宝的面容产生不良影响。

因为宝宝的鼻腔被堵塞，那么，宝宝就会经常用手将自己的鼻尖向上推，促使鼻背上出现一横行皱褶，叫作过敏性鼻皱褶。鼻腔与鼻窦黏膜长时间肿胀或者水肿，将静脉压迫，致使静脉回流受到阻碍，还会导致下睑下方出现蓝色斑，或者呈现出"黑眼圈"。

 食疗调：避免食用海鱼、河蟹等

如果宝宝患有鼻炎，那么家长尽量不要让宝宝吃海鱼、海虾、河蟹等食物，因为这些东西都是非常容易引发过敏的食物，对于宝宝的鼻炎非常不利。专家建议，患有鼻炎的宝宝应当多食清淡而富有营养的食物，多食维生素C含量丰富的食物，多食新鲜的蔬菜水果。

另外，家长也可以让宝宝多吃苍耳子，因为苍耳子具有发散风寒、通鼻窍、祛风湿、止痛等作用。现在就为大家介绍一道有关苍耳子的菜肴。

苍耳子煲瘦肉

【原料】苍耳子12克，猪瘦肉50克。

【做法】将苍耳子清洗干净，将猪瘦肉切成块状；在锅内放入适量的水烧开，将苍耳子与猪瘦肉放进去，煮1个小时即可。

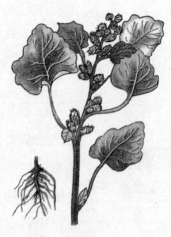

苍耳子

经络调：按摩治疗小儿过敏性鼻炎

中医学认为，过敏性鼻炎可以分成三大类型，即风寒犯肺型、肺脾气虚型与肾气亏虚型，下面介绍几种适合过敏性鼻炎的按摩疗法。

1.推擦印堂穴

【按摩操作】

（1）让宝宝正坐，面向妈妈。

（2）妈妈用拇指指腹推擦宝宝的印堂穴1分钟。

【注意事项】

在推擦的过程中，妈妈拇指用力点要与宝宝的皮肤紧紧地贴在一起，用力应当均匀而柔和，其频率为每分钟120～250次。

2.揉外劳宫穴

【按摩操作】

（1）让宝宝正坐，面向妈妈。

（2）妈妈用左手握住宝宝的左手，将右手拇指放在宝宝的手背外劳宫穴上，然后按照顺时针方向进行揉动，揉300次。

（3）换宝宝的右手，重复上述动作。

【注意事项】

在操作的过程中，妈妈要注意用力应均匀而柔和，手指不要从所接触的宝宝的皮肤上离开，其频率为每分钟120～250次。

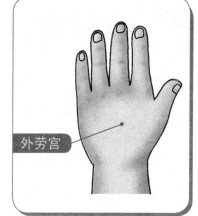

3.按揉风池穴

【按摩操作】

（1）让宝宝正坐，背向妈妈。

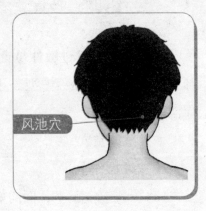

风池穴

（2）妈妈用左手扶住宝宝的额头，用右手拇指与食指放在宝宝的两个风池穴上进行按压，然后按照顺时针或者逆时针方向进行旋转揉动，这样交替按揉30次。

【注意事项】

在按摩的过程中，妈妈的动作应当轻巧而灵活，缓慢而连贯，其力度从轻慢慢地加重，不要突然用力，其按揉频率为每分钟80～100次。

 避误区：鼻炎是小病，鼻炎当伤风

在为宝宝治疗鼻炎的时候，很多人经常走入误区，认为鼻炎只是小病，或者将鼻炎当作伤风进行治疗。

1.鼻炎不是小病，应及时治疗

专家表示，鼻炎有很多临床表现，会给宝宝的身体健康带来极大的损害，比如头痛、头晕以及记忆力降低等，这对正处在生长发育时期的宝宝而言，可不是什么小病。如果宝宝患上鼻炎，并且长时间重复发生又没有及时医治，那么，其炎症就会扩散到附近的器官，甚至还可能会对宝宝的生命健康造成威胁。因此，当宝宝患上鼻炎的时候，家长一定要重视起来，并且及时带宝宝到医院就诊。

2.鼻炎不等于伤风

　　鼻炎的鼻塞、头痛、打喷嚏以及流鼻涕等症状，与伤风的症状非常相似，所以，当宝宝出现这些症状时，很多家长都会误以为是宝宝得了伤风，给宝宝吃了伤风药，但却没有看到好转的迹象，并且重复进行发作，带宝宝去医院检查，才发现是鼻炎。这是很多慢性鼻炎患者的经历。所以，专家建议，一旦发现宝宝出现类似于伤风的症状，并且服药效果不佳，那么家长就应当立即带宝宝去医院检查，看看宝宝是不是患上了鼻炎。

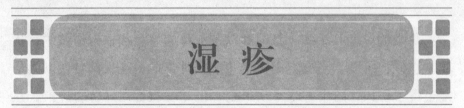

湿 疹

　　炎热的夏天，很多宝宝身上会出湿疹，脸上、脖子上到处都是。天热一出汗，痒得宝宝乱抓乱挠，哭个不停。这里要提醒妈妈的是：首先不要乱抓，以免抓破皮肤，造成感染。

 ## 找原因：导致小儿湿疹的病因

　　湿疹是一种非常常见的过敏性皮肤炎症，可以发生在人体的每一个部位。通常来说，在炎热的夏季或者空气比较潮湿的时候，宝宝很容易患湿疹。在宝宝刚刚满月的时候，就有可能患上湿疹，6个月到1岁期间是宝宝患湿疹的高发期，1岁之后，宝宝就比较少患

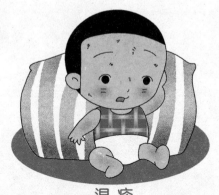

湿疹

上湿疹了。那么，你知道导致宝宝患上湿疹的原因有哪些吗？

　　1.遗传因素

　　根据专家研究发现，湿疹与遗传有非常密切的关系。倘若宝宝的父母中有一方曾经患有过敏性疾病，或者曾经患过湿疹，那么宝宝得湿疹的概率就大大增加。

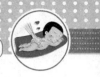

2.牛奶过敏

在牛奶，包括牛奶配方奶中，含有十分丰富的异体蛋白，非常容易引起过敏，这是促使宝宝患上湿疹的罪魁祸首之一。

当然了，导致宝宝患湿疹的原因还有很多，比如月光、寒冷、紫外线、湿热等物理因素，接触丝织或者人造纤维及某些外用药物都可能会引发湿疹。

会研判：湿热型、伤食型表现各不同

根据湿疹的患病原因与症状等，中医将湿疹分成了两大类型——湿热型湿疹与伤食型湿疹。

湿热型湿疹的症状主要表现为：全身皮肤零零散散地可以看到斑疹，患处有灼热瘙痒的感觉，并且伴随着口干口渴、心烦意乱、精神不振、大便不畅以及小便短赤等症状。

伤食型湿疹的症状主要表现为：患儿的皮肤上零零散散地能看到皮疹，局部具有痒痒的感觉，并且伴随有肚腹胀痛、大便酸臭、厌食、大便或者溏稀或便秘等症状。

明危害：小儿湿疹损伤身体健康

湿疹会对宝宝的健康成长带来很大的威胁，具体来说，如果宝宝患有湿疹，那么主要会产生以下危害：

1.影响睡眠质量

患有湿疹的宝宝经常会由于瘙痒而感到烦躁不安，在夜晚睡觉的时候，哭闹不止，以至于大大影响其正常的睡眠，不利于其健康成长。

2.引起其他病症

如果宝宝不幸患上湿疹，并且没有及时治疗，或者治疗效果不佳，那么就有可能引发腹泻、过敏性鼻炎，甚至是过敏性哮喘等疾病。

 食疗调：让宝宝多喝绿豆薏苡仁汤

绿豆味甘，性寒，无毒，具有消肿通气、清热解毒等作用，对于治疗宝宝湿疹有很好的疗效；而薏苡仁具有健脾渗湿、除痹止泻的作用，很适合用于治疗湿疹、水肿、脚气、小便不利等疾病。如果以二者做汤，那么治疗湿疹的效果更佳。

绿豆薏苡仁汤

【原料】绿豆、薏苡仁各30克，白糖适量。

【做法】将绿豆、薏苡仁清洗干净；在锅内放入适量的水烧开，将绿豆、薏苡仁放进去，等到绿豆、薏苡仁都煮烂之后，加入适量的白糖进行调味就可以了。

 经络调：巧用按摩治疗湿疹

1.清大肠

【按摩操作】

（1）让宝宝正坐，面向妈妈。

（2）妈妈用左手握住宝宝的左手，用右手拇指的指腹从宝宝食指桡侧面按照从指根向指尖方向进行推动，推100次。

（3）换宝宝的右手，重复上述动作。

【注意事项】

在操作的时候，妈妈用力应均匀而轻柔，推动的时候应有节律，其频率为每分钟120～250次。另外，妈妈还应当特别注意推动的方向，如果方向错了，那么效果也会不一样。

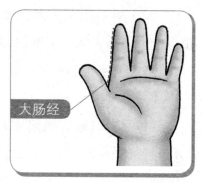

2.清肺经

【按摩操作】

（1）让宝宝正坐，面向妈妈。

（2）妈妈用左手握住宝宝的左手，用右手拇指侧面或者指腹在宝宝的无名指末节指纹上，朝着指根的方向进行直线推动，推300次。

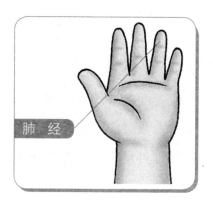

（3）换宝宝的右手，重复上述动作。

【注意事项】

用力应均匀而柔和，在推动的时候应有节律，其频率为每分钟120～250次。另外，妈妈还要注意推动的方向。如果方向错了，其治疗的效果也会不一样。

3.推六腑

【按摩操作】

（1）让宝宝正坐，面向妈妈。

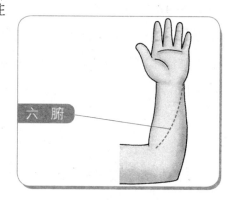

（2）妈妈用左手握住宝宝的左手腕，用右手拇指指腹或者食指与中指的指腹从宝宝的肘部向腕部做直线推动，推100次。

（3）换宝宝的右手，重复上述动作。

【注意事项】

在按摩的时候，妈妈用力应均匀而柔和，并且有节律，其频率为每分钟100～200次。另外，具体的推动方向应当是从宝宝的肘部到宝宝的腕部，不能反方向操作。

4.运内八卦

【按摩操作】

（1）让宝宝正坐，面向妈妈。

（2）妈妈用左手握住宝宝的左手，使其手心向上，将右手拇指或者食指、中指的指端放在宝宝的内八卦上，然后按照顺时针方向进行环形旋转摩擦移动，运200次。

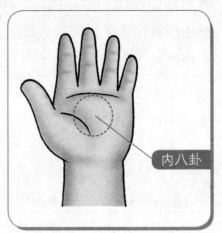

内八卦

【注意事项】

在进行运法操作的时候，妈妈的指端要与宝宝的相应位置紧紧地贴在一起，在摩动的过程中，应轻轻地，不能太重，应慢慢地，不可太急，不要带动宝宝的皮下组织，其频率为每分钟80～120次。

5.按揉中脘穴

【按摩操作】

（1）让宝宝平躺在床上。

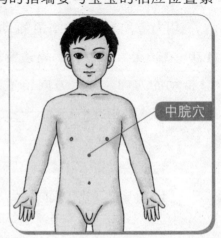

中脘穴

（2）妈妈将手掌的掌根放在宝宝的中脘穴上，轻轻地用力撖按；妈妈将中指放在宝宝的中脘穴上，然后按照顺时针或者逆时针方向进行旋转揉动，这样交替进行按揉1分钟。

【注意事项】

在掌按法操作的过程中，妈妈应慢慢地用力，不能忽然或者用力过大；在进行揉法操作的时候，妈妈用力应当均匀而柔和，手指不要从所接触的宝宝的皮肤上离开，其频率为每分钟120～250次。

避误区：湿疹不治疗，自己好不了

在现实生活中，有不少家长都认为，湿疹并不可怕，因为很多宝宝都患上湿疹，并且随着时间的推移，宝宝长到1岁以后就会自行好了。

事实真的是这样的吗？答案是否定的。专家表示，湿疹本身实际上是过敏体质的一种反映，倘若不能彻底地将其根治，宝宝仍然会反反复复地出现各种各样的问题。通常来说，过敏可以分为三部曲。

第1部：皮肤表现，比如湿疹、荨麻疹等；消化道表现，比如，腹泻便秘交替出现，频繁出现吐奶、顽固肠绞痛等症状。

第2部：上呼吸道表现，比如鼻炎、腺样体肥大等病症。

第3部：下呼吸道表现，比如哮喘。

家长千万不能小看了宝宝早期的湿疹。虽然在小儿湿疹中，大约2/3的湿疹可能会自行缓解，但是仍然有1/3的湿疹会进入上述的三部曲中。因此，当家长发现自己家的宝宝患上湿疹之后，一定不要忽视，应该重视起来，尽快带宝宝去医院治疗。